W. Heppt (Hrsg.): Zytologie der Nasenschleimhaut

**Springer**
*Berlin
Heidelberg
New York
Barcelona
Budapest
Hong Kong
London
Mailand
Paris
Tokyo*

W. Heppt (Hrsg.)

# Zytologie der Nasenschleimhaut

Ein Leitfaden
zur Rhinitis-Diagnostik

Unter Mitarbeit von
C. Bachert und T. Deitmer

Geleitwort von H.-P. Zenner

Mit 73 überwiegend farbigen Abbildungen
in 115 Einzeldarstellungen

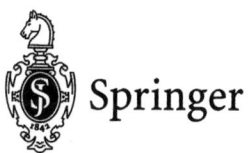 Springer

ISBN 978-3-642-78796-6    ISBN 978-3-642-78795-9 (eBook)
DOI 10.1007/978-3-642-78795-9

# Vorwort

Die Differentialdiagnose der Rhinitis ist trotz eines vielseitigen diagnostischen Repertoires bis heute eines der schwierigsten Teilgebiete der Rhinologie. Dies liegt zum einen daran, daß die Pathophysiologie verschiedener Rhinitisformen großenteils ungeklärt ist, zum anderen daran, daß bislang keine einvernehmliche internationale Rhinitisklassifikation vorliegt. Gerade letztere Problematik bedarf in naher Zukunft einer dringlichen Lösung, zumal nach den Ergebnissen epidemiologischer Studien sowie der nach Krankheitsarten geordneten Jahresstatistiken des Bundesministeriums für Arbeit und Sozialordnung die Krankheiten der oberen Luftwege in den letzten Jahren eine besorgniserregende Zunahme aufweisen. Einen wichtigen Beitrag zur Verbesserung und Standardisierung der Rhinitisdiagnostik stellt nach Meinung der Autoren die Exfoliativzytologie der Nasenschleimhaut dar, ein Verfahren, welches aus den Veränderungen von Oberflächenepithel und leukozytenhaltigem Sekretfilm Rückschlüsse auf das vorliegende Krankheitsbild erlaubt und die etablierte Rhinitisdiagnostik sinnvoll erweitert.

Dieses Buch soll dem Leser einen Überblick über zytologische Untersuchungen der Nasenschleimhaut, bestehend aus konventioneller Zytologie, Immunzytochemie und Vitalzytologie mit Flimmerschlaganalyse geben und ihm den Wert der Methoden in der Diagnostik und Therapie verschiedener Rhinitisformen darlegen. Es faßt die Grundlagen der Verfahren zusammen, gibt praktische Anleitungen und ist gleichermaßen für die Anforderungen der Routinediagnostik sowie wissenschaftlicher Studien ausgerichtet. Angesprochen werden neben HNO-Ärzten Allergologen, Allgemeinärzte, Pädiater, Pulmologen und schließlich alle Ärzte, die an Krankheitsbildern des oberen Respirationstrakts interessiert sind.

Meinen klinischen Lehrern Prof. Dr. H.-G. BOENNINGHAUS, Prof. Dr. H. WEIDAUER (Univ.-HNO-Klinik, Heidelberg) und Prof. Dr. T. LENARZ (Univ.-HNO-Klinik, Hannover) danke ich für die großzügige Unterstützung meiner wissenschaftlichen Studien. Besonderer Dank bei der Erstellung des Buchs gilt Prof. Dr. C. BACHERT (Univ.-HNO-Klinik, Düsseldorf) sowie Prof. Dr. T. DEITMER (Univ.-HNO-Klinik, Münster) für Ihre prägnanten Kapitel über die Immunhistochemie und Vitalzytologie der Nasenschleimhaut. Für die ausgezeichnete Anleitung und Mithilfe in der Beurteilung zytologischer und histologischer Präparate der Nasenschleimhaut danke ich Dr. I.A. BORN (Pathologisches Institut der Univ. Heidelberg) und Prof. Dr. H. ENZMANN (HNO-Klinik des Univ.-Klinikums Rudolf Virchow, Berlin), für die freundliche Unterstützung und Durchsicht des Manuskripts Prof. Dr. H.H. RUMMEL (Abteilung für gynäkologische Morphologie, Univ.-Frauenklinik Heidelberg). Die mikroskopischen Studien wären ohne die tatkräftige Hilfe der Mitarbeiter der rhinologisch-allergologischen Abteilungen der Univ.-HNO-Kliniken Heidelberg und Hannover, von denen ich stellvertretend Frau V. JAKOBI und Dr. H. WURZER nennen möchte, nicht möglich gewesen.

Hannover, im Frühjahr 1995 W. HEPPT

# Inhaltsverzeichnis

|  | Geschichte der Zytologie | 1 |
|---|---|---|
| **1** | **Konventionelle Zytologie der Nasenschleimhaut** | **3** |
| 1.1 | Epitheldifferenzierung der Nasenschleimhaut | 4 |
| 1.2 | Das zytologische Präparat der Nasenschleimhaut | 6 |
| 1.2.1 | Zellsammelverfahren | 6 |
| 1.2.2 | Fixierung | 12 |
| 1.2.3 | Konventionelle Färbung | 13 |
| 1.2.4 | Lichtmikroskopie | 16 |
| 1.2.5 | Dokumentation, Archivierung, Vorschriften | 17 |
| 1.2.6 | Nasenzytologie: Empfehlung für die Praxis | 19 |
| 1.3 | Grundlagen der Auswertung | 21 |
| 1.3.1 | Zytologisch relevante Zellgruppen | 21 |
| 1.3.2 | Der zytologische Normalbefund | 40 |
| 1.3.3 | Kern- und Zytoplasmaveränderungen | 49 |
| 1.4 | Richtlinien zur Interpretation eines zytologischen Befunds | 53 |
| 1.4.1 | Allgemeine Pathologie der Nasenschleimhaut | 54 |
| 1.4.2 | Pathologie des Oberflächenepithels | 56 |
| 1.4.3 | Zellvermittelte Immunabwehr | 67 |
| 1.4.4 | Kristalle, Sekretveränderungen | 70 |
| 1.4.5 | Mikroorganismen | 71 |
| 1.4.6 | Artefakte | 76 |
| 1.5 | Zellbilder der häufigsten Rhinitiden | 78 |
| 1.5.1 | Mikrobielle Rhinitiden | 78 |
| 1.5.2 | Nichtmikrobielle Rhinitiden | 87 |
| **2** | **Immunzytochemie der Nasenschleimhaut** | **107** |
| 2.1 | Anfertigung eines immunzytochemischen Präparats | 109 |
| 2.1.1 | Grundprinzipien der immunzytochemischen Färbung | 109 |
| 2.1.2 | Auswertung immunzytochemisch gefärbter Präparate | 114 |
| 2.2 | Auswahl von Primärantikörpern | 116 |
| 2.2.1 | Antihuman-IgE- (mAk und pAk) und andere gegen Immunglobuline gerichtete Antikörper | 116 |
| 2.2.2 | Makrophagen- und Monozytenantigene | 118 |
| 2.2.3 | Granulozyten- und Mastzellmarker | 119 |
| 2.3 | Anwendung verschiedener Antikörper am Beispiel der allergischen Rhinitis | 121 |
| **3** | **Vitalzytologie zur Abschätzung der Flimmerzellfunktion** | **125** |
| 3.1 | Grundlagen des mukoziliaren Transports | 126 |
| 3.1.1 | Anatomie der Zilien | 126 |
| 3.1.2 | Physiologischer und gestörter Zilienschlag | 128 |

| | | |
|---|---|---|
| 3.2 | Vitalzytologischer Abstrich | 130 |
| 3.2.1 | Prinzip | 130 |
| 3.2.2 | Ausrüstung | 130 |
| 3.2.3 | Versuchsablauf | 130 |
| 3.2.4 | Auswertung unter dem Mikroskop | 131 |
| 3.2.5 | Normalbefund | 133 |
| 3.2.6 | Fehlersuche | 133 |
| 3.3 | Flimmerschlaganalyse | 134 |
| 3.3.1 | Prinzip | 134 |
| 3.3.2 | Ausrüstung | 134 |
| 3.3.3 | Auswertung | 136 |
| 3.3.4 | Bewertung des Schlagablaufs | 136 |
| 3.3.5 | Fehlersuche | 137 |
| 3.4 | Saccharintest | 138 |
| 3.5 | Praktische Empfehlungen und typische Befunde | 139 |
| 4 | **Anhang** A: Färbeanleitungen | 142 |
| | B: Materialien, Anschriften und Preise | 146 |
| | C: Allgemeine Informationen | 148 |
| 5 | **Literatur** | 149 |
| 6 | **Sachverzeichnis** | 161 |

# Geschichte der Zytologie

Untersuchungen der „Körpersäfte" spielten bereits in der antiken römischen und griechischen Medizin eine zentrale Rolle.

HIPPOKRATES (460–370 v. Chr.), der Vater der Medizin, betrachtete Schleim als eine der 4 kardinalen Körperflüssigkeiten. GALEN (129–200 n. Chr.), der neben HIPPOKRATES bedeutendste Arzt der Antike, übernahm die Humoralpathologie und vereinigte sie mit der Anatomie und Physiologie des ARISTOTELES und der alexandrinischen Ärzte zu einer bis ins Mittelalter gültigen Lehre der Medizin. Diese besaß mit der Filtration und Anwärmung der Atemluft bereits konkrete Vorstellungen über die Funktion der Nasenschleimhaut, vertrat allerdings die Meinung, daß Nasensekret teilweise aus Hirnflüssigkeit zusammengesetzt sei und die *Nase* u.a. der *Belüftung des Gehirns* diene (Abb. 1). Wenngleich sich auch im Mittelalter und in der frühen Neuzeit viele Schulen mit der Funktion und Pathologie der Nase befaßten (Schule von SALERNO, LEONARDO DA VINCI, JOHN BELL), dauerte es bis zum 19. Jahrhundert, bis die Zellenlehre die gesamte Medizin revolutionierte.

Die Geschichte der Zytologie beginnt lange nach der Beschreibung des ersten zusammengesetzten Mikroskops durch den holländischen Brillenmacher JANSSEN erst im frühen 19. Jahrhundert in Europa. Nach der Begründung der Zelltheorie bei Pflanzen durch den Botaniker SCHLEIDEN im Jahre 1838 veröffentlichte DONNÉ noch im gleichen Jahr erste mikroskopische Untersuchungen menschlicher Körperflüssigkeiten. Zwanzig Jahre später erschienen die bahn-

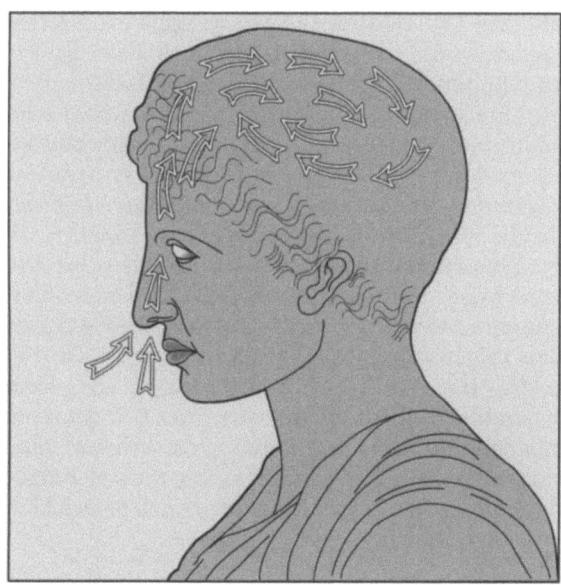

Abb. 1. Vorstellung der Antike: Die Nase dient der Belüftung des Gehirns

brechenden Arbeiten des Berliner Pathologen VIRCHOW über die Grundlagen der Zellularpathologie. Zu dieser Zeit arbeitete EHRLICH mit luftgetrockneten Abstrichen und Blutbildfärbungen und entdeckte 1879 eosinophile Granulozyten und Mastzellen. KOENIGER verfaßte 1908 eine Monographie über die Zytodiagnostik, DOUDGEON beschrieb 1927 Abklatschzytologien verschiedener Organe.

Eine Schlüsselrolle in der Entwicklung der zytologischen Diagnostik kommt PAPANICOLAOU zu, der durch die Entwicklung neuer Färbemethoden der Zytologie zu ihrem heutigen Stellenwert verhalf. Im Jahr 1943 erschien seine berühmte Monographie *Diagnosis of uterine cancer by the vaginal smear*.

Die Zytologie exfoliativer Zellen des Respirationstrakts wird 1845 erstmals von DONNÉ beschrieben. Im Jahr 1864 erscheint von SALTER eine Abhandlung über zytologische Untersuchungen von Sputumzellen, 1872 entdeckt LEYDEN typische Kristalle im Sputum von Asthmapatienten. In dieser Zeit erfolgten durch ENGELMANN (1877) erste experimentelle Untersuchungen zur Flimmerzellaktivität; bereits 1834 hatten PURKINJE und VALENTIN durch Wimpernhaare erzeugte Flimmerbewegungen entdeckt. Die Charakterisierung eosinophiler Granulozyten nach ihrem Färbeverhalten 1879 geht auf EHRLICH zurück. Nach Beschreibungen von Gewebsfragmenten im Auswurf von Patienten mit Lungenkrebs durch WALSCHE 1843 stellte HAMPELN 1887 erstmals die Diagnose eines Bronchialkarzinoms aus dem Sputum. Zwei Jahre später beschrieb GOLLASH (1889) eosinophile Granulozyten im Nasensekret von Asthmapatienten. VON HOESSLIN verfaßte 1926 eine umfangreiche Übersicht über die Sputumzytologie.

Obwohl sich im 19. Jahrhundert eine Vielzahl von Wissenschaftlern, wie z.B. HESCHL (1855), CALDWELL (1893), JANSEN (1894), SEIFERT (1895), LUC (1897), HAJEK (1899) und KILLIAN (1902) mit pathologischen Veränderungen der Nasenschleimhaut und ihrer Therapie befaßten, finden sich 1927 bei EYERMANN erstmals Berichte über zytologische Untersuchungen von Nasensekret. In einer Studie an Allergikern wurde festgestellt, daß in 70 % der Fälle eine nasale Eosinophilie vorliegt. Ähnliche Ergebnisse wurden von DEAN (1932), HANSEL (1934) und WALSH (1934) beschrieben. Im Jahr 1933 wies LINDSAY nach, daß zwischen nasaler Eosinophilie im Schneuzpräparat und Bluteosinophilie keine Beziehung besteht. Nach einer wohl kriegsbedingten Ruhephase erlangte die Nasenzytologie in den 50er Jahren wiederum vermehrtes Interesse. Aus dieser Zeit sind die Arbeiten der Familie BRYAN (1950, 1953, 1959) hervorzuheben, die sich mit den Zellbildern der allergischen und mikrobiell bedingten Rhinitis beschäftigten. Ähnliche Untersuchungen wurden in den folgenden Jahrzehnten auch in Europa durchgeführt, beispielsweise von PROBST (1953), MESSERKLINGER (1958), PAPAIOANOU (1969), KELLNER (1969), FRÜHWALD (1972), KAHLAU (1972), HOLOPAINEN (1974), MYGIND (1978) und EICHNER (1983). Voss forderte 1986, zur Früherkennung dysplastischer und karzinomatöser Veränderungen bei Nickelarbeitern routinemäßig eine Exfoliativzytologie der Nasenschleimhaut durchzuführen. Neue Impulse erlangte die Nasenzytologie mit der Erforschung der Immunpathologie verschiedener Rhinitiden Anfang der 90er Jahre.

# Konventionelle Zytologie der Nasenschleimhaut 1

W. Heppt

## 1.1 Epitheldifferenzierung der Nasenschleimhaut

Die konventionelle Nasenzytologie beruht auf dem Prinzip der Exfoliativzytologie, untersucht zellhaltiges Sekret der Nasenschleimhaut (Abb. 2) und bedient sich im Unterschied zur Immunzytochemie herkömmlicher Färbemethoden. Im zytologischen Präparat findet man *Schleim, Epithelien* des mehrreihigen Flimmerepithels (Nasenhaupthöhle) und ihrer angrenzenden Regionen (Vestibulum nasi, Nasopharynx) sowie ausgereifte *Zellen der Myelomono- und Lymphopoese*.

Die Zusammensetzung des zytologischen Präparats der Nasenschleimhaut wird von der gewählten Zellsammeltechnik (Abschn. 1.2.1) und der Epitheldifferenzierung der jeweiligen Abstrichregion (Abb. 3) bestimmt.

Die *Pars respiratoria der Nasenschleimhaut* (untere, mittlere Muschel mit entsprechenden Septumabschnitten) besitzt ein mehrreihiges Flimmerepithel und geht nach vorn Richtung Nasenvorhof (Pars vestibularis) in verhorntes, nach hinten Richtung Nasopharynx (Pars nasalis pharyngis) in unverhorntes mehrschichtiges Plattenepithel, nach oben (Pars olfactoria) in Sinnesepithel über. Das im Zwischenbereich vorhandene Übergangsepithel ist durch hochprismatische bis kubische Zellen mit Mikrovilli (fingerartige Zytoplasmaausstülpungen) gekennzeichnet.

Die 3–5 Kernreihen des Flimmerepithels werden von *zilientragenden* und *nichtzilientragenden Zellen* sowie von schleimbildenden *Becherzellen* und regenerationsfähigen *Basalzellen* gebildet. Plattenepithelien werden im vorderen Anteil der unteren und mittleren Nasenmuschel, bei Normalpersonen jedoch nicht im zentralen Bereich der Pars respiratoria angetroffen. Alle Zellen des respiratorischen Epithels sind an der Basalmembran verankert und erreichen mit Ausnahme der Basalzellen die Schleimhautoberfläche. An der Oberfläche besteht zwischen den Epithelien eine Schlußleistenbarriere, durch welche die Zellen miteinander verbunden sind und die Interzellularräume verschlossen

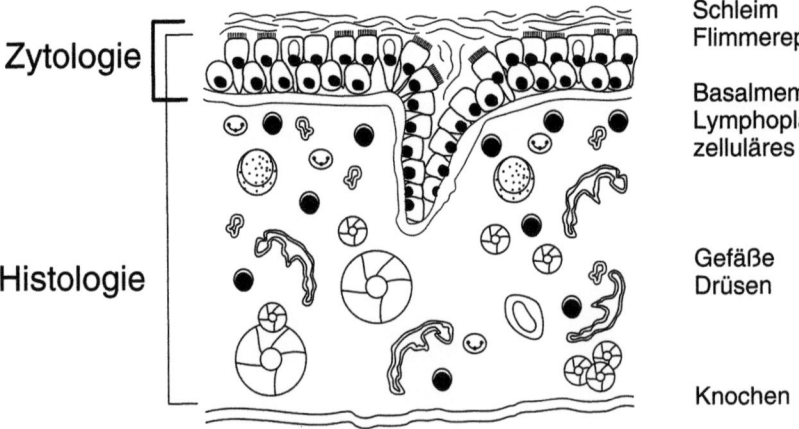

**Abb. 2.** Schematischer Aufbau des Flimmerepithels der Nasenschleimhaut und Arbeitsbereich von Histologie und Zytologie

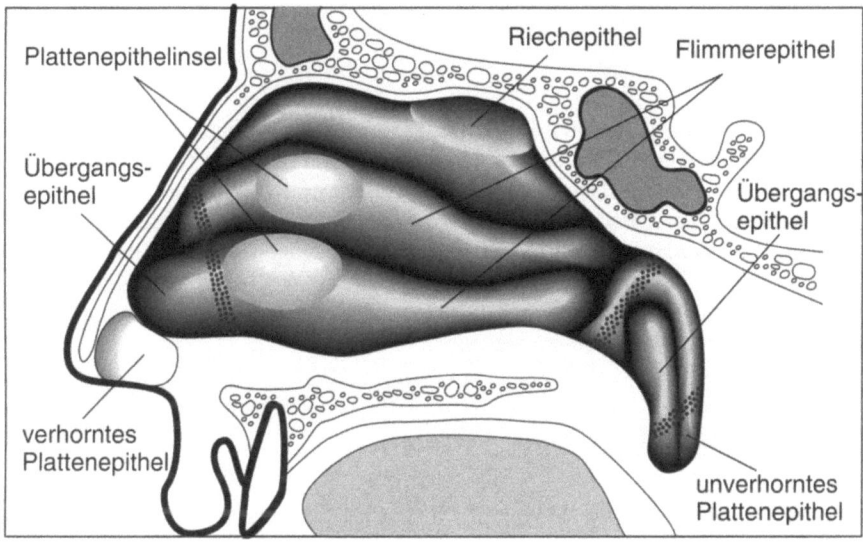

**Abb. 3.** Epitheldifferenzierung der lateralen Nasenwand

werden. Desmosomen und „tight junctions" halten den Epithelverband im übrigen Bereich zusammen.

Bei Betrachtung der *Epitheldifferenzierung* der verschiedenen Abschnitte der Nasenschleimhaut ist zu berücksichtigen, daß das Verteilungsmuster der Zellen nicht uniform ist, sondern sowohl intra- als auch interindividuell eine gewisse Variabilität besitzt. Diese resultiert in erster Linie aus dem Luftstrombild der Nase sowie speziellen Temperatur- und Feuchtigkeitsgradienten, die in Abhängigkeit von den jeweiligen anatomischen Gegebenheiten variieren. Klassisches Beispiel hierfür ist die durch die fehlende Belüftung verursachte Ausdehnung von Flimmerepithel Richtung Vestibulum nasi bei Choanalatresie oder Zustand nach Laryngektomie. Einen entgegengesetzten Effekt besitzen entzündliche Schleimhautveränderungen oder eine zu starke Ventilation eines Nasenabschnitts. Auch jahreszeitliche Schwankungen unter Berücksichtigung der individuellen Infektionsrate und der Schadstoffbelastung der Luft beeinflussen den Funktionszustand des Epithels. Dennoch existiert ein charakteristisches Verteilungsmuster, wonach die *Zahl der Flimmerzellen indirekt proportional zur Inspirationsgeschwindigkeit* ist. In Bezirken, welche direkt dem Luftstrom ausgesetzt sind, wie die vorderen Anteile der unteren und mittleren Muschel, finden sich wenig zilientragende Zellen, jedoch viele nichtzilientragende Epithelien und Plattenepithelien. Umgekehrt nimmt Richtung Choanen die Zahl der Flimmerzellen zu, die Zahl der nichtzilientragenden Zellen ab. In enger Korrelation zu den Flimmerzellen steigt auch die Becherzellkonzentration von den vorderen zu den hinteren Abschnitten deutlich an. Relativ viele Becherzellen findet man in der Schleimhaut der unteren Muschel, deutlich weniger im Bereich der mittleren Muschel sowie des Septums.

## 1.2 Das zytologische Präparat der Nasenschleimhaut

Bei der Anfertigung eines zytologischen Präparats der Nasenschleimhaut gibt es Grundregeln, die vom Untersucher zu beachten sind (Abb. 4). Neben der für den Patienten *schonenden Materialgewinnung* ist darauf zu achten, *Artefakte* durch Sauberkeit bei der Abstrichentnahme und anschließenden Aufarbeitung zu vermeiden. Die Verwendung *standardisierter Techniken* gewährleistet die Reproduzierbarkeit und Zuverlässigkeit der Befunde. Sie ist von besonderer Bedeutung, da Zellbild und Sekretmenge entscheidend durch die Zellsammeltechnik und Abstrichlokalisation bestimmt werden.

### 1.2.1 Zellsammelverfahren

Zur Anfertigung eines zytologischen Präparats der Nasenschleimhaut stehen *nichtinstrumentelle* (Schneuzpräparat) und *instrumentelle* (Nasenlavage, Abdrucktechnik, Bürste, Kürette, Watteträger, Disc, Absaugsystem) Zellsammelverfahren zur Verfügung, die hinsichtlich der zu erwartenden Zellverteilung sowohl qualitative als auch quantitative Unterschiede aufweisen (vgl. Abschn. 1.3.2). Die Auswahl des jeweiligen Zellsammelverfahrens richtet sich nach der Zieluntersuchung (Routine, Wissenschaft) sowie dem Alter der Patienten (z.B. Schneuz-, Absaugtechnik bei Kindern). Im folgenden sind die zur Anfertigung eines zytologischen Präparats der Nasenschleimhaut gebräuchlichsten Zellsammelverfahren nach Technik, Zellverteilung und Indikation steckbriefartig aufgeführt:

*Abdrucktechniken („replica methods")*

- Technik: kleine Glasscheibchen oder beschichtete (z.B. Albuminglycerol) Plastikfolien (Polyester) auf Schleimhaut auflegen, leicht andrücken, vorsichtig abheben, direkt verarbeiten oder Abdruck auf Objektträger, fixieren, färben, Auflegen eines Deckgläschens, Mikroskopie;
- Material: leukozytenhaltiges Sekret und Epithelien aus definiertem Schleimhautareal;
- Normalbefund: reichlich Leukozyten (v.a. Neutrophile), oberflächliche Epithelien (Flimmer-, Becherzellen), kaum Basalzellen, wenig degenerativ veränderte Epithelien;
- Indikation: aufwendiges Alternativverfahren zur Küretten-, Bürstentechnik;

**Abb. 4.** Herstellung, Auswertung und Archivierung eines zytologischen Präparats der Nasenschleimhaut

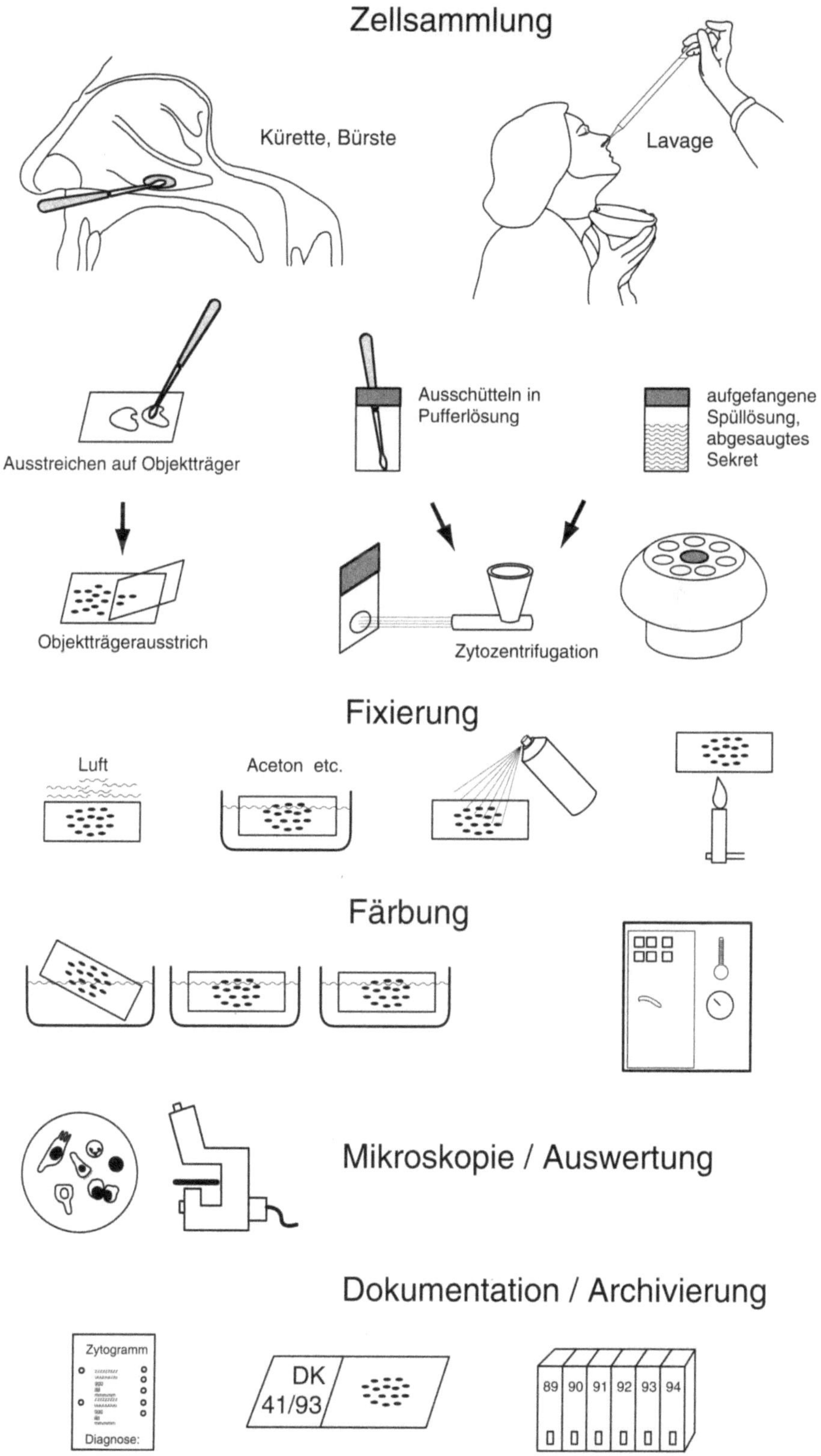

Zellsammlung
Kürette, Bürste
Lavage
Ausstreichen auf Objektträger
Ausschütteln in
Pufferlösung
aufgefangene
Spüllösung,
abgesaugtes
Sekret
Objektträgerausstrich
Zytozentrifugation
Fixierung
Luft
Aceton etc.
Färbung
Mikroskopie / Auswertung
Dokumentation / Archivierung
Zytogramm
Diagnose:
DK
41/93
89
90
91
92
93
94

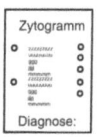

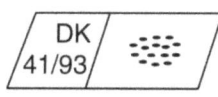

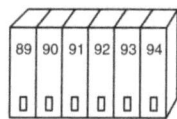

- Anmerkung: gut reproduzierbar und quantifizierbar, jedoch geringe Zellzahl
  Disc-Methode=Applikation (30-60 s) von Filterpapierscheiben (∅ 8 mm) auf Nasenschleimhaut, Bestimmung der Sekretmenge durch Wiegen, quantitativer Nachweis von Mediatoren im Disc-Spülmedium (300 µl 0,9% NaCl), geeignet zur nasalen Provokation, keine adäquate morphologische Darstellung von Epithelien und Leukozyten.

*Absaugtechnik*

- Technik: Einlegen einer weichen Plastiksonde (Absaugkatheter) in unteren Nasengang, Absaugen von Nasensekret mit Plastikspritze oder Absauggerät, Auffangen in sterilem Auffangröhrchen (z.B. „Trachea suction set"), Nachspülen des Katheters mit gepufferter (25% humanes Albumin) NaCl- oder PBS-Lösung, Einstellen auf 5/10 ml Suspension; Zytozentrifugation (s. unten), fixieren, färben;
- Material: leukozytenhaltiges Sekret, wenig Epithelzellen;
- Normalbefund: neutrophilenreiches Sekret, vereinzelt abgeschilferte hochprismatische Epithelien (meist degenerativ verändert) und Plattenepithelien (Vestibulum nasi, Nasenrachen);
- Indikation: Sekretanalyse (Mikrobiologie, Mediatoren etc.), epidemiologische Untersuchungen bei Kindern und Erwachsenen;
- Anmerkung: nicht geeignet zur Epithelbeurteilung, Ergebnisse infolge der relativ unkontrollierten Katheterplazierung nur bedingt reproduzierbar.

*Bürstentechnik („cytobrush"), Kürettentechnik („scraping"),*
*Watteträger („swabbing")*

- Technik: weiche Nylonbürsten oder Watteträger im unteren Nasengang 2- bis 3mal drehen (Abb. 5a), stumpfe Ohrküretten oder kleine Plastiklöffelchen („rhinoprobe") 2- bis 3mal im mittleren Bereich der unteren Muschel nach vorn ziehen, direkt auf Objektträger ausstreichen oder zytozentrifugieren (Ausschütteln in 5 ml PBS-Pufferlösung, Zytozentrifugation s. unten), fixieren, färben;
- Material: reichlich Epithelzellen, Sekret;
- Normalbefund: epithelreiches, leukozytenhaltiges Sekret mit überwiegend regelrechtem Flimmerepithel (Flimmer- >Becher- >Basalzellen), wenig degenerativ veränderte Epithelien (Abb. 5b);
- Indikation: Standardverfahren für rhinologische Routinediagnostik und wissenschaftliche Fragestellungen (z.B. Immunzytochemie);
- Anmerkung: Abstrichentnahme mit Nasenspekulum verhindert Verfälschung des Zellbilds durch Plattenepithelien aus dem Vestibulum nasi.

*Nasenlavage*

- Technik: 5 ml/10 ml Spülflüssigkeit (z.B. Ringerlaktat, Phosphatpuffer) mittels Pipette, Spritze oder Ballonkatheter in jedes Nasenloch (Kopf um 45° rekliniert, Gaumensegel angehoben), Auffangen der Spülflüssigkeit, Zytozentrifugation oder Pipettieren auf Objektträger nach Zentrifugation (10 min, 1200 U/min), fixieren, färben;

Das zytologische Präparat der Nasenschleimhaut | 9

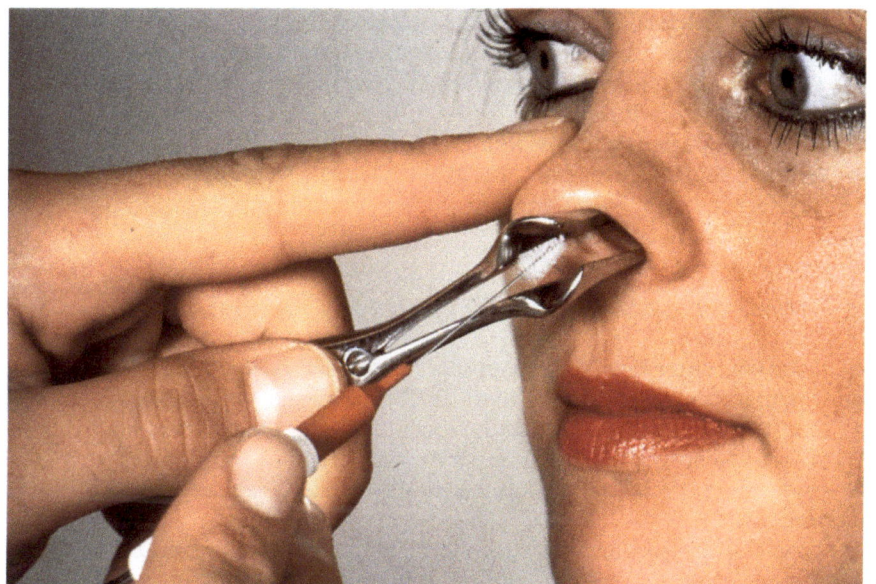

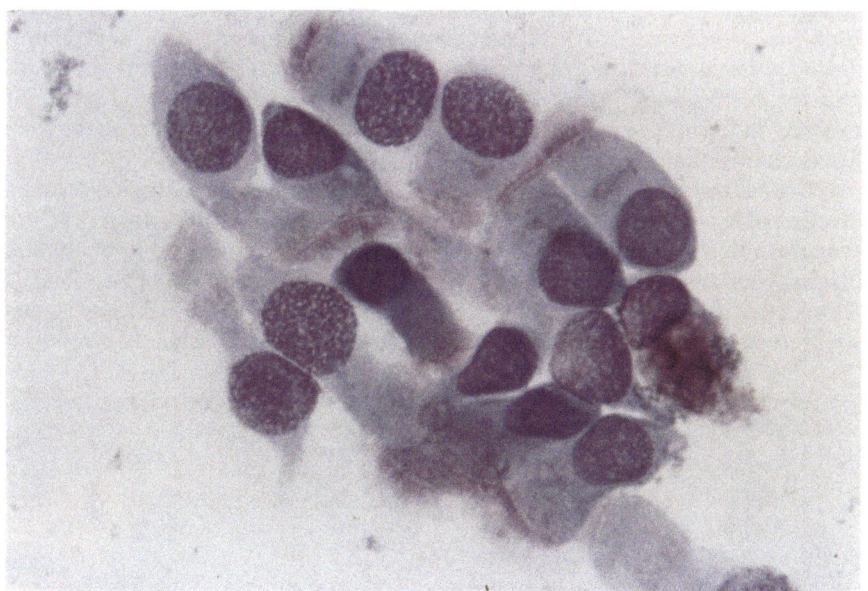

**Abb. 5 a, b.** Bürstenpräparat: **a** Technik, **b** mikroskopisches Bild mit hochprismatischen Epithelien (Flimmerzellen, Becherzelle). (Pappenheim, Vergr. 600:1)

- Material: Sekret und Zellen aus der gesamten Nase;
- Normalbefund: überwiegend Leukozyten (meist Neutrophile) und Plattenepithelien (Epipharynx, Nasenvorhof), wenig degenerativ veränderte hochprismatische Epithelien;
- Indikation: Leukozytenbestimmung, Sekretanalyse;
- Anmerkung: ungenügende Epithelbeurteilung, Aspirationsgefahr v.a. bei Kindern!

*Schneuzpräparat*

- Technik: kräftiges Schneuzen auf Objektträger (Abb. 6 a), ausstreichen, fixieren, färben;
- Material: Sekret aus Nasenhaupthöhle und Nasennebenhöhlen;
- Normalbefund: reichlich Schleim mit überwiegend neutrophilen Granulozyten, Plattenepithelien (Vestibulum nasi), degenerativ veränderten abgeschilferten hochprismatischen Epithelien (Abb. 6 b);
- Indikation: virale Rhinitis, Kinder, Kontrolle des Krankheits- und Therapieverlaufs;
- Anmerkung: grob orientierende Methode, nicht quantifizierbar.

Für die *Routinediagnostik* empfiehlt es sich, das zellhaltige Sekret mittels Ohrküretten ggf. weichen Bürsten zu sammeln und ähnlich einem Blutausstrich auf *Objektträger auszustreichen* (Sofortdiagnostik, semiquantitative Beurteilung). Stehen *wissenschaftliche* Fragestellungen im Vordergrund, ist es von Vorteil, das mittels Bürstentechnik (große Zellausbeute!) gewonnene Sekret in einer definierten Puffermenge auszuschütteln und anschließend zu *zytozentrifugieren* (quantitative Beurteilung) (s. Übersicht).

Die Technik der Zytozentrifugation führt zu einem gleichmäßigen Auftragen der einzelnen Zellen in einem definierten Bereich des Objektträgers. Durch Variation der Abstrichtechnik (z.B. Andrücken der Kürette, Zahl der Bürstendrehungen im unteren Nasengang) bzw. Verteilung der Zellsuspension auf die Zytozentrifugationskammern kann die Zahl der Zellen pro Objektträger eingestellt werden. Eine brauchbare Zelldichte liegt zwischen 10 000 und

---

**Anleitung zur Zytozentrifugation eines Nasenabstrichs**

- Bürste oder Kürette in mit 5 ml PBS-Pufferlösung gefülltes Gefäß (NUNC-Röhrchen) ausschütteln, Lavageflüssigkeit/abgesaugtes Nasensekret auf 10 ml Pufferlösung einstellen;
- Zentrifugation 10 min, 1 200 U/min;
- Überstand vorsichtig absaugen;
- waschen: Resuspension des Pellets in 5 ml PBS-Puffer, Zentrifugation (10 min, 1 200 U/min), Überstand absaugen;
- Zellen in 2,5 ml PBS-Puffer resuspendieren (evtl. Zellzählung in Neubauer-Zählkammer);
- Zytozentrifugation: pro Kammer 200 µl geschüttelte Zellsuspension, Zentrifugation (3 min, 1 200 U/min);
- Objektträger 2 h bei Raumtemperatur trocknen.

Das zytologische Präparat der Nasenschleimhaut | 11

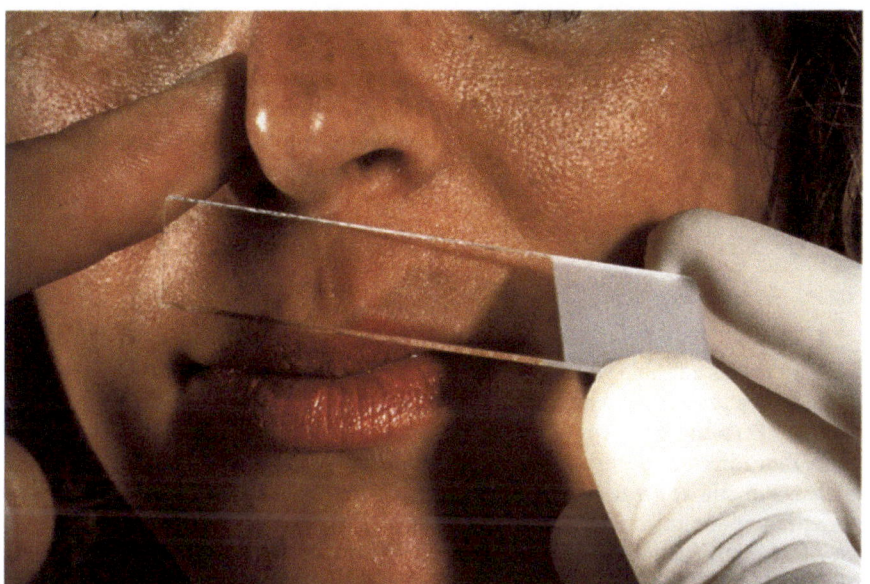

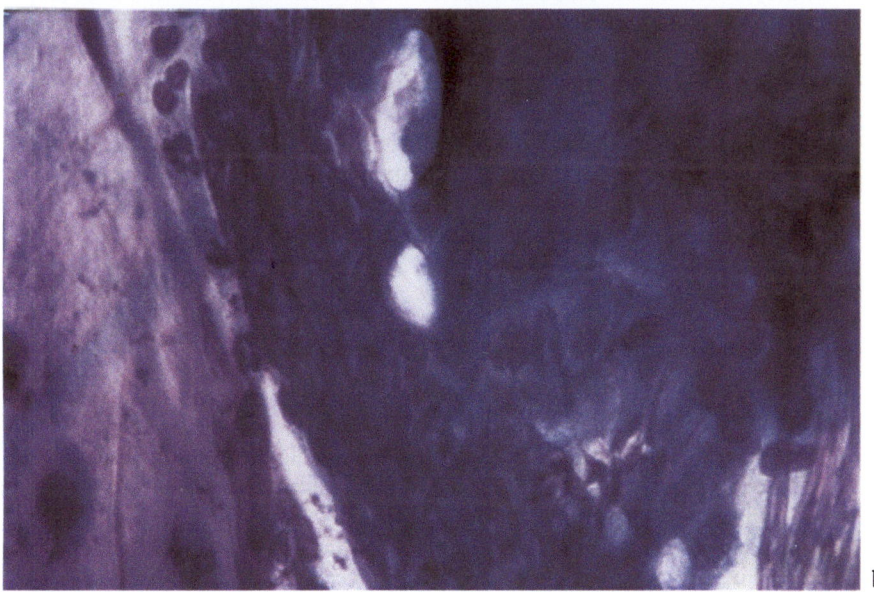

**Abb. 6 a, b.** Schneuzpräparat: **a** Technik, **b** mikroskopisches Bild mit reichlich leukozytenhaltigem Schleim und nur vereinzelten, degenerativ veränderten Epithelien. (Pappenheim, Vergr. 350:1)

40 000 Zellen pro Objektträger. Bei der Beurteilung mittels Zytozentrifugation angefertigter Objektträger ist zu beachten, daß die *Sekretbeschaffenheit nicht mehr beurteilt* werden kann (Schleim wird herausgewaschen) und speziell die *Zellen des Flimmerepithels* durch den Waschvorgang (Pufferlösung) und die anschließende Zentrifugation vielfach *ödematös und degenerativ verändert* erscheinen (Abb. 27).

### 1.2.2 Fixierung

Nachdem das zellhaltige Nasensekret gesammelt und entweder direkt (ausstreichen) oder mittels Zytozentrifugation auf Objektträger aufgebracht wurde, folgt vor der Färbung des Präparats die Fixierung. Diese richtet sich einerseits nach dem Zeitpunkt, andererseits nach der Art der geplanten Aufarbeitung (s. Übersicht). Für die *konventionelle Färbung nach Pappenheim* gilt, daß Objektträger lediglich 30-60 min bei Raumtemperatur *lufttrocknen*. Werden sie anschließend in Aluminiumfolie eingewickelt und bei 4° C im Kühlschrank gelagert, ist selbst nach einigen Tagen noch eine gute Färbung zu erwarten. Vor Durchführung *immunzytochemischer Techniken* ist es empfehlenswert, die mit zellhaltigem Sekret versehenen feuchten Objektträger kurz anzutrocknen und anschließend 10 min in *Aceton* zu fixieren. Danach werden die Präparate ca. 2 h bei Raumtemperatur getrocknet und in Aluminiumfolie gewickelt. Erfolgt die Lagerung bei $-80°$ C, ist zumindest für die meisten Antigene gewährleistet, daß sich ihr Epitopmuster innerhalb der nächsten 6 Monate nicht verändert. Besondere Sorgfalt ist beim Nachweis metachromatischer Zellen (Mastzellen, basophile Granulozyten) erforderlich, da diese Zellen sehr labil sind und ihre Granula nur durch mehrstündige Fixierung, z.B. in Methanol, erhalten bleiben.

**Fixierung zytologischer Präparate der Nasenschleimhaut**

*Aceton, Methanol, Formalin, Alkoholgemische etc.*

- 10 min Fixierung nach kurzem Antrocknen (Zelladhäsion an Objektträger), durch Einwickeln in Aluminiumfolie und Tieffrieren bei $-80°$ C Haltbarkeit von mehreren Monaten;
- metachromatische Zellen: vor Spezialfärbung (z.B. Toluidinblau) mehrstündige Fixierung in Methanol oder hochprozentigen Alkoholgemischen;
- Nachteil: Schrumpfungsprozesse im Zytoplasma durch starken Wasserentzug, Kerndarstellung normalerweise unberührt.

*Flammenfixierung*

- kurze (!) Flammenfixierung gewährleistet gute Adhärenz der Zellen auf der Unterlage und rasche Fixierung;
- Fixiervorgang verursacht kaum degenerative Veränderungen.

*Lufttrocknung*

- für Routinediagnostik (Pappenheimfärbung), Dauer je nach Sekretdicke 30–60 min;
- nach Lufttrocknung Färbung oder Dauerfixierung (Aceton);
- Nachteil: Auftreten degenerativer Zellveränderungen (v.a. Kern), labile Zellen (z.B. Mastzellen) entgehen oft dem Nachweis;
- Hinweis: Umgehen der Nachteile durch Naßfixation (kurzes Antrocknen, anschließend sofort chemische Fixierung).

*Sprayfixierung*

- kommerzielle polyäthylenhaltige Fixiersprays (z.B. Merckofix) oder nicht parfumiertes Haarspray;
- Vorteil: gute Konservierung und Fixierung auf der Unterlage.

### 1.2.3 Konventionelle Färbung

Die Färbung der Objektträger (Abb. 7 a–d) richtet sich nach der gewünschten Zelldifferenzierung und muß mit der vorangehenden Fixierung abgestimmt sein. Die folgende Übersicht zeigt steckbriefartig die geläufigsten konventionellen Färbemethoden (genaue Färbeanleitungen s. Anhang).

**Überblick über die wichtigsten konventionellen Färbemethoden**

- *Hemacolor-Schnellfärbung*

| | |
|---|---|
| Zellen: | Epithelien und Leukozyten; |
| Zeit: | wenige Minuten; |
| Fixierung: | Lufttrocknung; |
| Vorteile: | kurze Färbezeit! |
| **Wichtig:** | bei veränderten Farbtönen Farbstofflösung erneuern. |

- *Färbung nach Papanicolaou (Abb. 7a)*

| | |
|---|---|
| Zellen: | gute Epithel-, weniger gute Leukozytendifferenzierung; |
| Zeit: | ca. 30–45 min; |
| Fixierung: | Spray, Alkohol, Aceton etc.; |
| Vorteil: | gute Zytoplasma- und Kerndarstellung der Epithelien; |
| **Wichtig:** | Fixierung unmittelbar nach Sekretentnahme (Vermeidung von Luftartefakten), modifizierte Schnellfärbung möglich (s. Anhang). |

- *Färbung nach Pappenheim (May Grünwald-Giemsa, Abb. 7b)*

| | |
|---|---|
| Zellen: | Epithelien und Leukozyten; |
| Zeit: | ca. 25 min; |

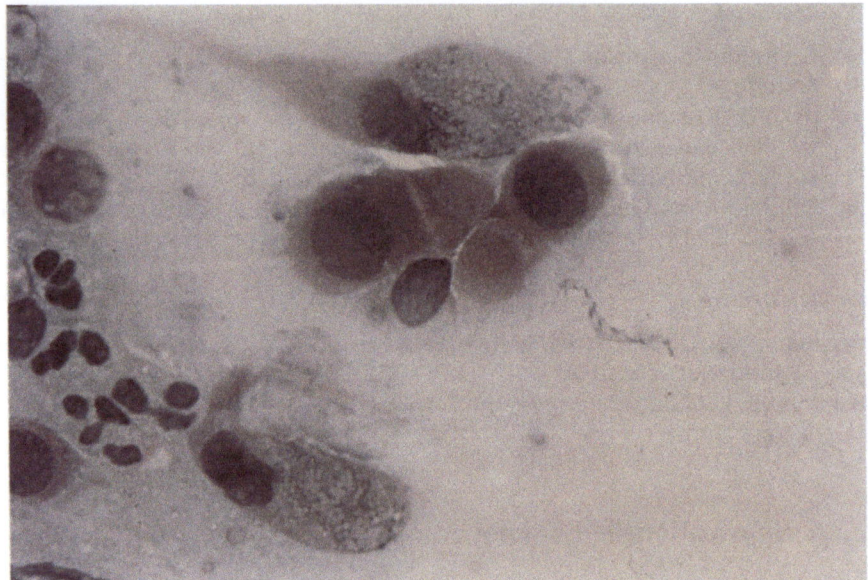

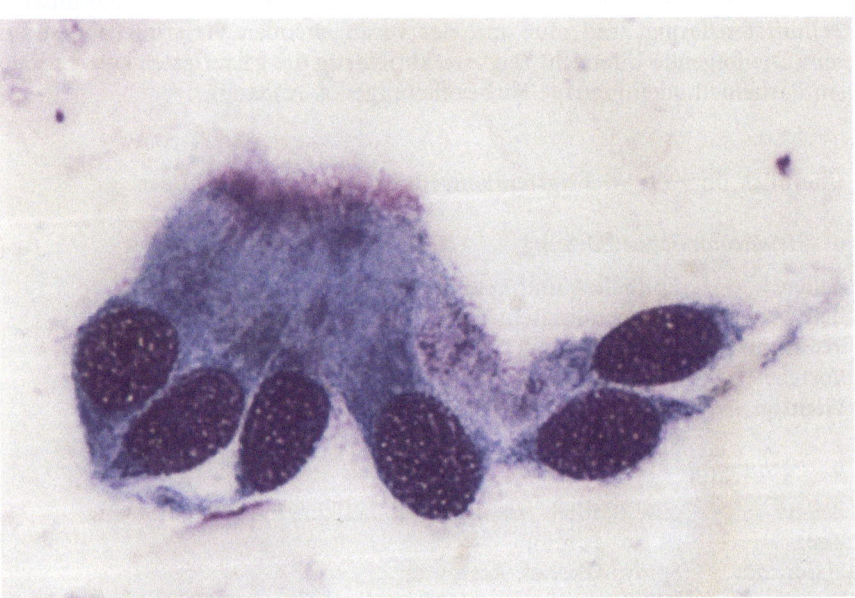

**Abb. 7 a–d.** Unterschiedliche Färbemethoden von Bürstenpräparaten der unteren Nasenmuschel (Normalperson): **a** Papanicolaou-Färbung; **b** Pappenheim-Färbung; **c** Toluidinblau-Färbung; **d** Vital-Färbung (Testsimplets). **a, b, d** Flimmerepithel und Leukozyten. **c** Dunkel gefärbte metachromatische Zelle (Basophiler oder Mastzelle). (Vergr. **a, c** 600:1, **b, d** 1000:1)

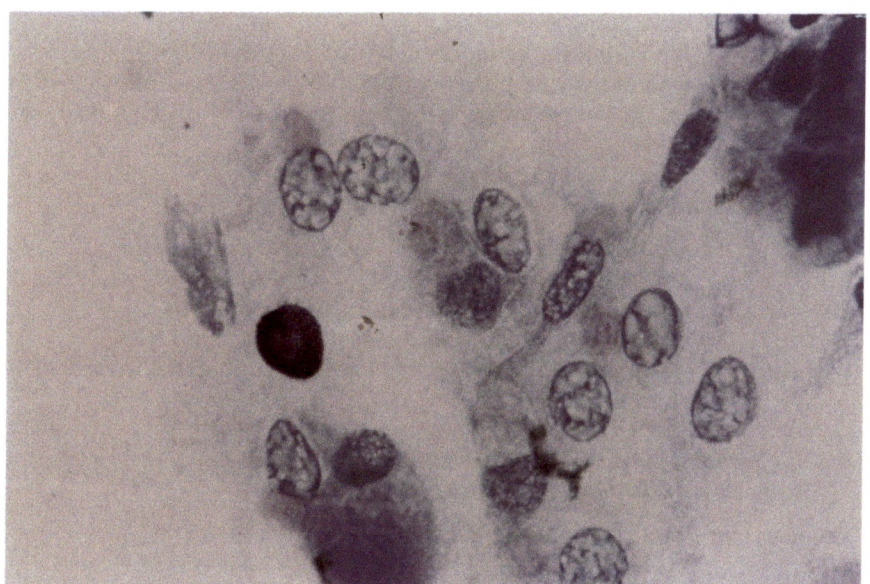
c

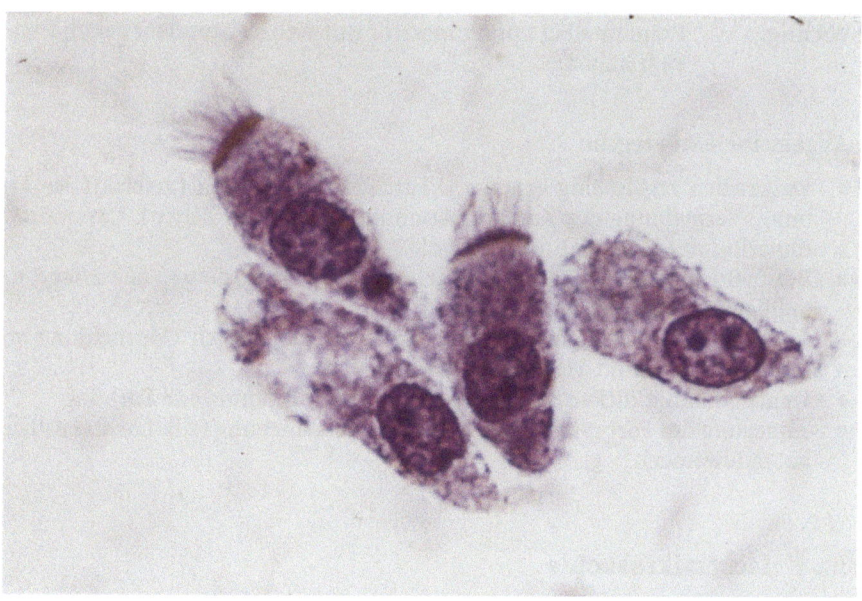
d

Fixierung: Luft, Spray, Aceton etc.;
Vorteil: Standardfärbung in jedem hämatologischen Labor;
Wichtig: Qualität der Färbung vom pH des verwendeten Wassers abhängig, zu saures Wasser liefert eher rote, zu alkalisches eher blaue Bilder.

- *Toluidinblaufärbung (Abb. 7 c)*

Zellen: Metachromaten (basophile Granulozyten, Mastzellen);
Zeit: ca. 30 min;
Fixierung: Methanol, Alkoholgemische (mehrere Stunden);
Vorteil: selektive Darstellung von metachromatischen Zellen;
Wichtig: da Granula sehr labil rasche Fixierung erforderlich, Färbung bei saurem pH (0,5–2).

- *Vitalfärbung (Neu-Methylenblau-N, Cresyl-Violett-Acetat, Testsimplets, Fa. Boehringer Mannheim, Abb. 7 d)*

Zellen: Epithelien und Leukozyten;
Zeit: ca. 10 min;
Fixierung: entfällt;
Vorteile: vorbeschichtete Objektträger, Vitalfärbung!
Wichtig: Präparate bei Lufttemperatur nur wenige Stunden, gekühlt max. 24 h haltbar.

**Allgemeine Färberegeln:**

- Reagenzien regelmäßig erneuern, Färbegefäße reinigen (artefaktfreie Färbung, Vermeidung der Kontamination mit abgelösten Zellen). **Cave:** Kontamination mit Bakterien und Pilzen!
- Beispiel Pappenheim-Färbung: Wechseln der Färbelösungen alle 2 Tage, der Spüllösungen täglich (ggf. mehrfach);
- Abdecken der Lösungen zwischen den Färbevorgängen (Vermeidung von Kontamination und Verdunstungsvorgängen);
- Ungleichmäßig dicker Sekretausstrich erzeugt inhomogene Färbung;
- Änderung des Färbeverhaltens durch pH-Verschiebung (z.B. Lokalanästhetika, Spülwasser).

## 1.2.4 Lichtmikroskopie

Die trockenen, gefärbten Objektträger werden unter dem Lichtmikroskop ausgewertet. Ist im Rahmen wissenschaftlicher Studien eine Mehrfachbetrachtung der Präparate abzusehen, empfiehlt es sich, sie mit einem Deckgläschen zu versiegeln. Hierzu wird ein Tropfen Kunstharz (Vitro Clud, s. Anhang) auf den Objektträger gegeben und das Deckgläschen leicht angedrückt.

Bei der mikroskopischen Betrachtung der zytologischen Präparate sind vom Untersucher einige Hinweise zu beachten (vgl. folgende Übersicht). Zu Beginn der Auswertung sollten *alle Gesichtsfelder bei kleiner Vergrößerung durchgemustert* werden, um einen Hinweis über die Qualität des Präparats zu erhalten. Zusätzlich vermeidet man durch dieses Vorgehen Falschinterpretationen, die aus der Betrachtung einzelner Gesichtsfelder resultieren können. Der weitere Mikroskopiervorgang orientiert sich nach der Zielsetzung (Routine-Wissenschaft). Anpunkten (wasserfester Stift) oder Einkreisen (Kleberinge) während des Mikroskopierens erleichtern das Wiederauffinden interessanter Gesichtsfelder bzw. Zellformationen.

**Lichtmikroskopische Auswertung zytologischer Präparate der Nasenschleimhaut**

10er Objektiv: Qualität, Dicke, technische Mängel, Artefakte, Übersicht über Zellverteilung.
↓
25er Objektiv: mäanderförmiges Durchmustern;
Praxis: mindestens 10 repräsentative Gesichtsfelder, semiquantitative Schätzung (0, +, ++, +++, Prozentangaben), Standardauswertungsbogen;
Wissenschaft: 25 Gesichtsfelder durchmustern, aus repräsentativen Bereichen 100 evtl. 200 Zellen auszählen, Strichliste oder Zählgerät, wissenschaftliches Protokoll.
↓
40/60er Objektiv: genauere Differenzierung von Zellen und Mikroorganismen.
↓
60/100er Öl: Photo, Bakterien, Pilze, Kern- und Zytoplasmastrukturen.

## 1.2.5 Dokumentation, Archivierung, Vorschriften

Das Ergebnis der semiquantitativen Auswertung in der Routinediagnostik (0, +, ++, +++) sowie der quantitativen Auswertung in wissenschaftlichen Studien (Absolut- oder Prozentangaben) wird in einem sog. *Zytogramm* notiert (Abb. 8). Dieses enthält neben der Eingangsnummer Angaben über Personalien und Untersucher sowie Informationen über das Vorliegen einer Infektionskrankheit (HIV-Infektion: *HIV*, andere Infektionskrankheiten: *INF*). Zur Archivierung werden die zytologischen Präparate mit einer fortlaufenden Nummer, der Jahreszahl und, um Übertragungsfehler zu vermeiden, zusätzlich mit den Patienteninitialen versehen, in ein Eingangsbuch eingetragen und in Präparatekästen eingeordnet (z.B. 1024/94 A.S.). In dieser Weise gelagerte Präparate sind auch ohne Abdeckung mit einem Deckgläschen jahrelang haltbar. Werden vorgefärbte Objektträger verwendet (Testsimplets, Boehringer Mannheim), ist eine Archivierung nicht möglich, da die Präparate gekühlt maximal 24 h haltbar sind. In diesen Fällen sollte eine Photodokumentation über das Mikroskop erfolgen. Nach den derzeit gültigen Richtlinien müssen *Objektträger und schriftliche Befunde 10 Jahre aufbewahrt* werden.

# 18 | Konventionelle Zytologie der Nasenschleimhaut

HIV  [ ]                     **NASENZYTOLOGIE**                          E-Nr.[     ]
INF  [ ]

NAME: ..................        VORNAME: ..................        Untersuchungsdatum: ..................
GEB.DATUM: ..........         DATUM/ENTNAHME: ..................   Untersucher: ..........................

NASE:            Links [ ]  Rechts [ ]                    QUALITÄT: ..........................

| Technik:   | Kürette    | [ ] | Bürste  | [ ] | Lavage   | [ ] | Schneuzen   | [ ] |
|------------|------------|-----|---------|-----|----------|-----|-------------|-----|
| Fixierung: | Luft       | [ ] | Spray   | [ ] | Aceton   | [ ] | Methanol    | [ ] |
| Färbung:   | Pappenheim | [ ] | Simplet | [ ] | Toluidin | [ ] | Papanicolaou| [ ] |

### * OBERFLÄCHENEPITHEL

| Normalbefund        | [ ] | Flimmerzelldegeneration | [ ] | Becherzellhyperplasie     | [ ] |
|---------------------|-----|-------------------------|-----|---------------------------|-----|
| Basalzellhyperplasie| [ ] | Epithelhyperplasie      | [ ] | Plattenepithelmetaplasie  | [ ] |
| Dysplasie           | [ ] | Sonstiges               | [ ] | ..........................|     |

### * ZELLULÄRE IMMUNABWEHR

| Normalbefund    | [ ] | Eosinophilie       | [ ] | Neutrophilie | [ ] |
|-----------------|-----|--------------------|-----|--------------|-----|
| Lymphomonozytär | [ ] | Basophile/Mastzellen| [ ]| Makrophagen  | [ ] |

### * EPITHEL/LEUKOZYT

Fast nur Epithelien (>90%)   [ ]     Vorwiegend Epithelien (>50%)   [ ]
Fast nur Leukozyten (>90%)   [ ]     Vorwiegend Leukozyten (>50%)   [ ]

### * MIKROORGANISMEN

Bakterien:   [ ] keine       [ ] spärlich      [ ] reichlich       [ ] massenhaft
             [ ] intrazellulär                 [ ] Anzahl der Keimarten

Form:   ..............................

Pilze:       [ ] keine       [ ] spärlich      [ ] reichlich       [ ] massenhaft

Form:   ..............................

### * SEKRETVERÄNDERUNGEN/KRISTALLE

Charcot-Leyden-Kristalle [ ]    Farnkrautphänomen [ ]     Sonstige Kristalle [ ]   ................

| Schleim: | normal      | [ ] | reichlich   | [ ] | wenig    | [ ] |             |
|----------|-------------|-----|-------------|-----|----------|-----|-------------|
|          | Zelltrümmer | [ ] | Nackte Kerne| [ ] | Sonstiges| [ ] | ............|

*ZUSAMMENFASSENDE BEURTEILUNG:   ..................................................
                                 ..................................................

**Abb. 8.** Standardauswertungsbogen zytologischer Präparate der Nasenschleimhaut (Zytogramm)

Informationen über die Richtlinien zur Durchführung von Laboratoriumsuntersuchungen, die Leitlinien für zytologische Untersuchungen (Qualitätssicherung), über Hygienevorschriften sowie über Vorschriften zur Sicherheit und Entsorgung im Laborbereich sind bei den im Anhang (Teil C) aufgeführten Institutionen zu erhalten.

### 1.2.6 Nasenzytologie: Empfehlung für die Praxis

Zellsammlung: Ohrküretten, weiche Bürsten, Schneuzpräparat (Kinder), Sekret auf Objektträger ausstreichen (wie Blutausstrich);

Entnahmestelle: mittlerer Bereich der unteren Nasenmuschel bds. (Abb. 9), ggf. wiederholt (seitendifferente Befunde!);

Fixierung: Lufttrocknung, Fixier- oder Haarspray, ggf. Methanol (Metachromaten);

Färbung: panoptisch nach Pappenheim, modifizierte Schnellfärbung nach Papanicolaou, Hemacolor-Schnellfärbung, Toluidinblau (basophile Granulozyten, Mastzellen), Testsimplets (vorgefärbte Objektträger);

Auswertung: Lichtmikroskop, 250fache Vergrößerung, 10 repräsentative Gesichtsfelder, semiquantitativ (0, +, ++, +++ oder Prozentangaben);

Dokumentation: Zytogramm;

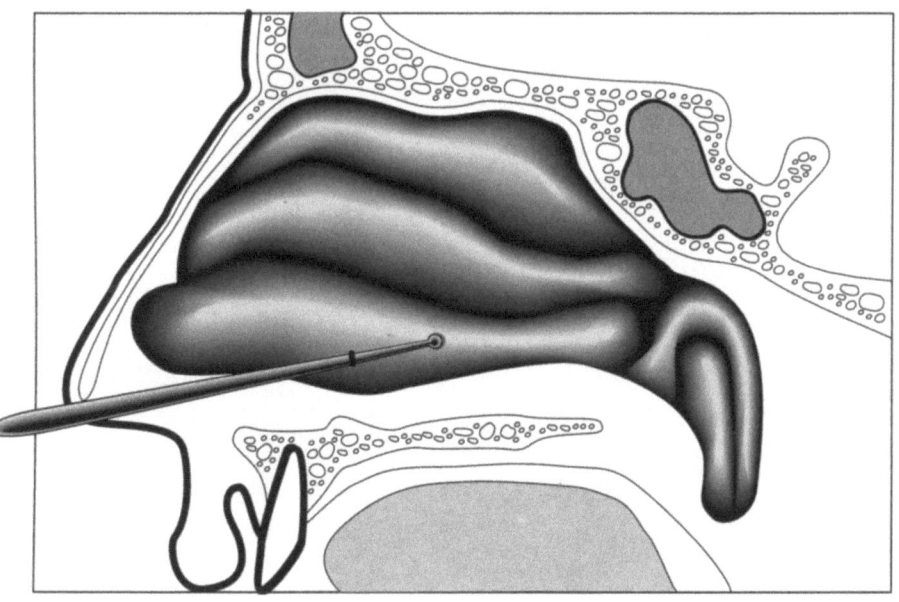

**Abb. 9.** Nasenzytologie: Kürettenabstrich im mittleren Bereich der unteren Muschel

Archivierung: ohne Deckgläschen in Präparatekästen, Aufbewahrung von Objektträgern und Befunden: 10 Jahre;

Infektionsgefahr: bei Nasenabstrichen sehr unwahrscheinlich, Krankheiten mit hohem Infektionsrisiko (z.B. HIV-, Hepatitisviren) erfordern besondere Sorgfalt (Hygienevorschriften!);

Anmerkung: Lokalanästhetika und abschwellende Nasentropfen können das Färbeverhalten beeinflussen und sind beim Nachweis von Mastzellen sowie bei der Flimmerschlaganalyse kontraindiziert!

## 1.3 Grundlagen der Auswertung

### 1.3.1 Zytologisch relevante Zellgruppen

Im zytologischen Präparat der Nasenschleimhaut findet man als zelluläre Vertreter *Epithelien* sowie – vornehmlich im Schleim – ausgereifte *Zellen der Myelomono- und Lymphopoese*.

#### Epithel

Die oberhalb der Basalmembran abgelösten Epithelzellen der Nasenschleimhaut untergliedern sich in (Abb. 10):

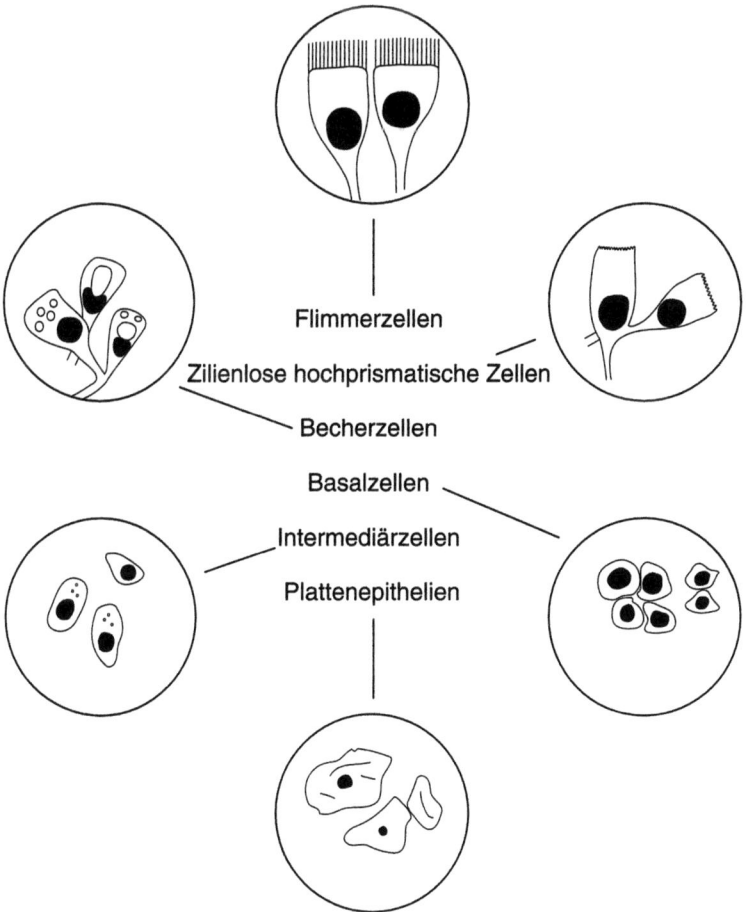

Abb. 10. Epithelien im zytologischen Präparat der Nasenschleimhaut

## Flimmerzellen und zilienlose hochprismatische Zellen

Zilientragende (Flimmerzellen) und nichtzilientragende Zellen sind hochprismatisch („*columnar cells*") und unterscheiden sich lichtmikroskopisch lediglich durch das Vorhandensein oder Fehlen des Flimmerbesatzes (Abb. 11). An der Oberfläche der Flimmerzellen befinden sich etwa 200–300 bewegliche, in parallelen Reihen angeordnete Kinozilien, die eine Länge von etwa 5–7 μm besitzen und ultrastrukturell ein Radspeichenmuster mit 9 äußeren Doppeltubuli und 2 zentralen Mikrotubuli aufweisen (s. 3.1.1). Sie sind unmittelbar unter der Zelloberfläche an körnchenartig angeordneten Basalkörperchen (Kinetosomen) verankert. Lichtmikroskopisch nicht erkennbar sind die an der Oberfläche beider Zellgruppen vorhandenen etwa 300–400 Mikrovilli, unbewegliche etwa 1 μm lange fingerförmige Zytoplasmaausstülpungen, die an Stoffwechselvorgängen beteiligt sind (Oberflächenvergrößerung) und die Epitheloberfläche vor Austrocknung schützen. Intrazytoplasmatische Vakuolen sind bei beiden Zellarten zu beobachten und kennzeichnen ihre geringfügige sekretorische Aktivität (Glykoproteine). Charakteristisch für intakte Flimmerzellen sind lichtmikroskopisch erkennbare, perinukleär angeordnete Vakuolen (Abb. 11, 30 a), die nach elektronenmikroskopischen Studien einem stark ausgeprägten Golgi-Apparat entsprechen. Sind Flimmerzellen degenerativ verändert (Zilienverlust, fehlende Kinetosomen), ist eine Unterscheidung von nichtzilientragenden Epithelien oft nicht möglich.

**Abb. 11.** Flimmerzellen und Becherzelle. Kürettenpräparat der unteren Nasenmuschel. (Pappenheim, Vergr. 1000:1)

## Grundlagen der Auswertung | 23

**Flimmerzellen und zilienlose hochprismatische Epithelien**

| | |
|---|---|
| Äußere Form | länglich, hochprismatisch;<br>apikal: breit, Flimmerzellen mit Zilien und Kinetosomen;<br>basal: peitschenartig (Ansatz an Basalmembran);<br>Größe: ca. 30–40 μm. |
| Zytoplasma | homogen, vesikulär bis granulär;<br>heller im Vergleich zu Basalzellen, teilweise Vakuolen;<br>Flimmerzellen: perinukleäres Band (Golgi-Feld). |
| Kern | rund bis oval, meist einzeln, basisnah;<br>Chromatin: fein granulär, homogen;<br>Nukleolus: einzeln oder vermehrt;<br>Kernmembran: fein. |
| Vorkommen | einzeln oder im Verband (palisadenförmig). |
| Anmerkung | • Flimmerzellen mit intrazytoplasmatischen Vakuolen ähneln teilweise Becherzellen;<br>• zur besseren mikroskopischen Beurteilung der Zilien Kondensorblende zuziehen;<br>• bei Vitalfärbung (Testsimplets) gelegentlich Zilienbewegung sichtbar;<br>• typische Zeichen vitaler Flimmerzellen: Zilien, Kinetosomen, perinukleäres Band. |

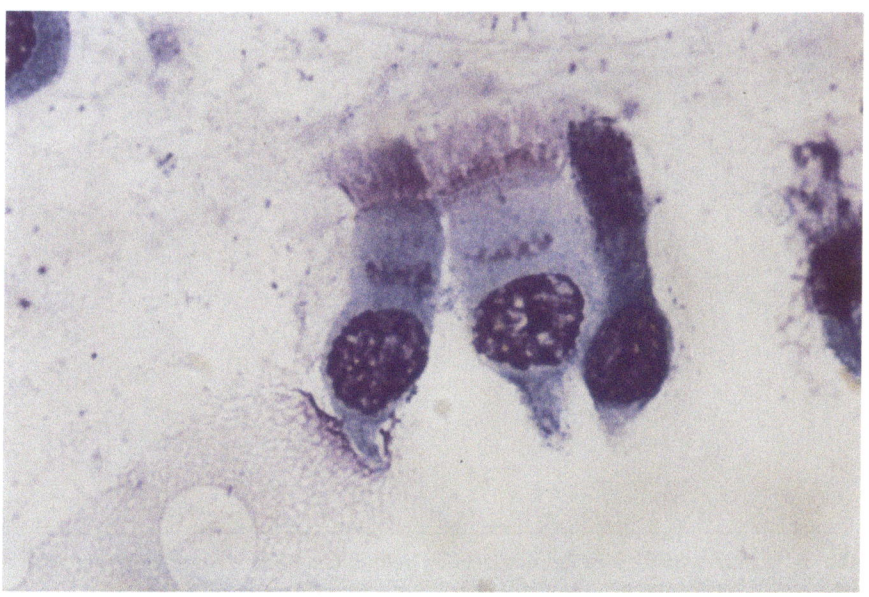

## Becherzellen

Becherzellen („*goblet cells*") besitzen ihren Namen aufgrund der durch zentrale Sekretvakuolen bedingten kelchähnlichen Kernstruktur (Abb. 12) und stellen hochprismatische, sezernierende Epithelzellen dar. Sie durchlaufen 3 Produktionsstadien und zeigen in Abhängigkeit vom Vorliegen der initialen (*Synthese*), intermediären (*Synthese* und *Produktion*) oder terminalen Phase (*Sekretion*) eine hochprismatische bis verplumpte, bauchige Form. Die Sekretproduktion (v.a. saure Glykoproteine) in der Zelle beginnt mit der Mikropinozytose von Substanzen des kapillären Blutsystems und endet nach der Protein- bzw. Sekretsynthese mit der Freisetzung von polysaccharidreichen Sekretbläschen aus dem Golgi-Apparat. Auf ihrem Weg zur Zelloberfläche konfluieren die membranbegrenzten Granula und unterliegen einem Kondensations- und Reifungsprozeß. Sie fusionieren mit der Zellmembran und entleeren sich nach kuppenartiger Auftreibung der Epitheloberfläche unter geringfügigem Verlust von Membran- und Zytoplasmaanteilen (*apokriner Sekretionstyp*). Das Verhältnis von Flimmer- zu Becherzellen in der Pars respiratoria der Nasenschleimhaut ist fokalen Schwankungen unterworfen. Es beträgt im mittleren Anteil der unteren Muschel etwa 4:1. Eine hohe Konzentration von Becherzellen findet sich im Mündungsteil der aus Zylinderepithelien bestehenden Drüsenausführungsgänge.

**Abb. 12.** In unterschiedlichen Reifungsstadien befindliche Becherzellen. Kürettenpräparat der unteren Nasenmuschel. (Pappenheim, Vergr. 1000:1)

## Becherzellen

| | |
|---|---|
| Äußere Form | länglich, teilweise oval bis rund (je nach intrazytoplasmatischer Schleimproduktion);<br>apikal: breit, oft aufgetrieben (Vakuolen);<br>basal: peitschenartig (Ansatz an Basalmembran);<br>Größe: ca. 30–40 μm. |
| Zytoplasma | reichlich, schwach gefärbt;<br>schleimgefüllte Vakuolen unterschiedlicher Größe (verschiedene Reifungsstadien). |
| Kern | rund bis oval, meist einzeln, basisnah,<br>durch Schleimvakuolen kelchähnliche Struktur;<br>Chromatin: fein, granulär, homogen;<br>Nukleolus: einzeln oder vermehrt;<br>Kernmembran: fein. |
| Vorkommen | einzeln oder in Verbänden. |
| Anmerkung | in Abhängigkeit von Färbemethode und Auswaschphase unterschiedliche Anfärbung der Schleimvakuolen (basophil=bläulich, eosinophil=rötlich, transparent=durchsichtig, opak=undurchsichtig). |

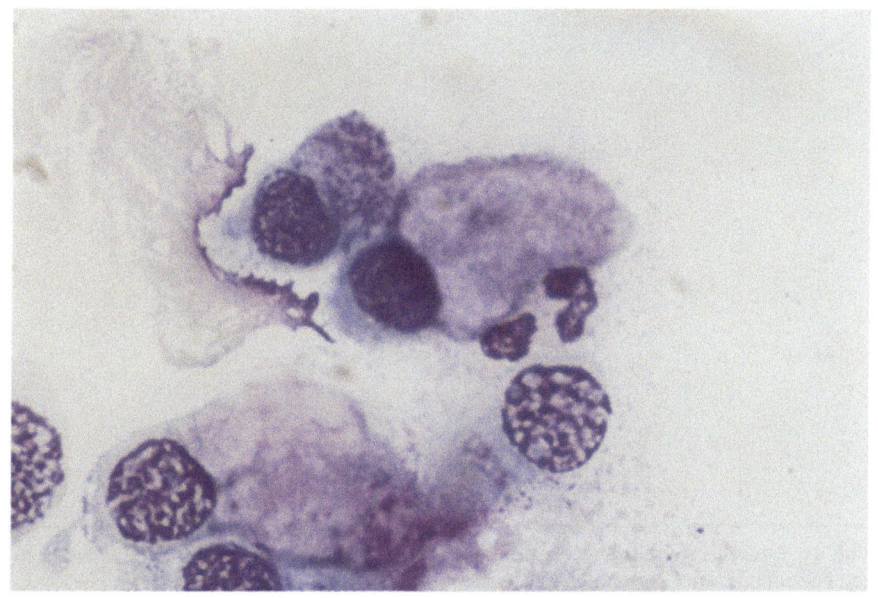

*Basalzellen*

Basalzellen („*reserve cells*") sind nach ihrer Lage in der unteren Epithelschicht benannt und repräsentieren die *Regenerationszone* (*Reservezellen*) des Epithels. Sie liegen der Basalmembran unmittelbar auf und besitzen keinen Kontakt zur Zelloberfläche. Aufgrund ihrer *engen Zellverbindungen* durch fingerförmige Ausstülpungen der Zellmembranen und eng umschriebene Haftzonen (Desmosomen) treten sie typischerweise in Verbänden auf (Abb. 13). Basalzellen sind teilungsfähig und können zu Flimmer- und Becherzellen, aber auch anderen Zelltypen, z.B. Plattenepithelien, differenzieren. Übergangsformen in den verschiedenen Entwicklungsreihen werden als *Intermediärzellen* bezeichnet.

Abb. 13. Typischerweise im Verband angeordnete Basalzellen. Kürettenpräparat der unteren Nasenmuschel. (Pappenheim, Vergr. 1000:1)

Grundlagen der Auswertung | 27

| Basalzellen | |
|---|---|
| Äußere Form | rund, dreieckig bis polygonal;<br>Größe: ca. 15–20 μm. |
| Zytoplasma | dicht granulär, homogen;<br>dunkler im Vergleich zu Flimmerzellen;<br>hohe Kern-Zytoplasma-Relation. |
| Kern | rund bis oval, meist einzeln, zentral;<br>Chromatin: dicht granulär, homogen, evtl. Mitosen;<br>Nukleolus: einzeln oder vermehrt;<br>Kernmembran: gut abgrenzbar. |
| Vorkommen | typischerweise im Verband (starke Interzellulär-<br>verbindungen!). |
| Anmerkung | bei Normalpersonen im Schneuz- und Lavagepräparat nur<br>spärlich anzutreffen. |

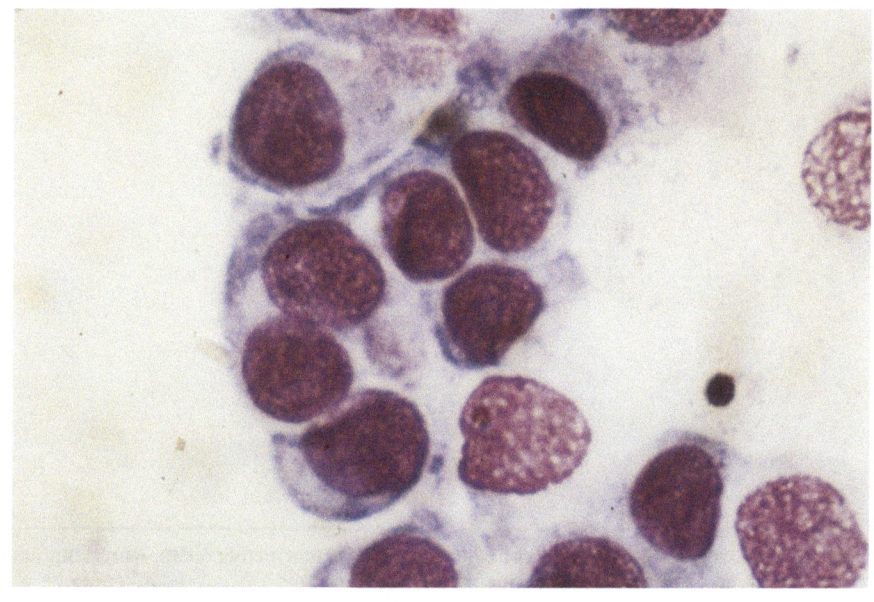

## Intermediärzellen

Intermediärzellen („*intermediate cells*") stellen *Übergangsformen* in der Entwicklungsreihe von Basal- zu Flimmer-, Becherzellen bzw. Plattenepithelien dar. Sie sind größer als Basalzellen, angedeutet hochprismatisch, besitzen im Vergleich zu Basalzellen mehr Zytoplasma und weisen unterschiedliche Differenzierungsstadien auf (Abb. 14). Die Abgrenzung zu degenerativ veränderten Epithelformen ist mitunter schwierig und gelingt trotz hoher Vergrößerung und Ölimmersion oft nur durch Beurteilung des gesamten Zellbilds. Bei Normalpersonen beträgt der prozentuale Anteil von Intermediärzellen im zytologischen Abstrich weniger als 5 % (bezogen auf die Gesamtheit aller Epithelien).

**Abb. 14.** Basalzellen und angedeutet hochprismatische Intermediärzellen. Kürettenpräparat der unteren Nasenmuschel. (Pappenheim, Vergr. 600:1)

## Intermediärzellen

| | |
|---|---|
| Äußere Form | dreieckig, polygonal bis hochprismatisch; Größe: ca. 20–30 μm. |
| Zytoplasma | je nach Differenzierungsstadium dicht granulär bis homogen vesikulär, heller im Vergleich zu Basalzellen. |
| Kern | rund bis oval, meist einzeln, zentral bis basisnah; Chromatin: dicht granulär, homogen; Nukleolus: einzeln oder vermehrt; Kernmembran: kräftig, gut abgrenzbar. |
| Vorkommen | einzeln oder im Verband. |
| Anmerkung | bei Regenerationsvorgängen und Epithelhyperplasie zusammen mit den Basalzellen oft deutlich erhöht. |

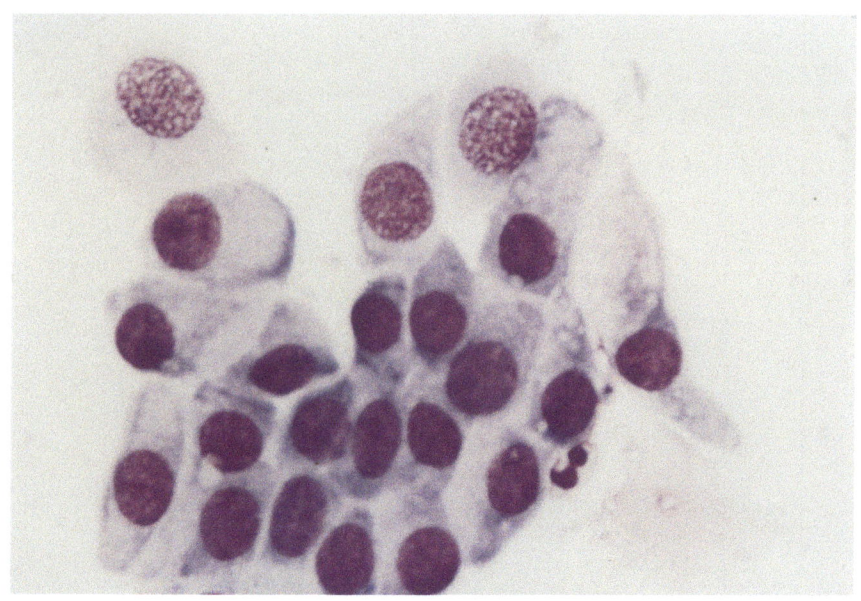

## Plattenepithelien

Plattenepithelien („*squamous cells*") (Abb. 15) findet man im Nasenvorhof (mehrschichtig verhorntes Epithel), Nasenrachen (mehrschichtig unverhorntes Epithel), im Übergangsbereich dieser Regionen sowie aufgrund der besonderen nasalen Strömungsverhältnisse im vorderen Anteil der unteren und mittleren Nasenmuschel. Im Zentrum der Pars respiratoria der Nasenschleimhaut ist diese Zellgruppe bei Normalpersonen nicht anzutreffen.

| Plattenepithelien | |
|---|---|
| Äußere Form | polygonal, oft gefaltet. |
| Zytoplasma | schwach basophil, zart, homogen, Zellgrenzen oft nicht abgrenzbar. |
| Kern | zentral, rund bis oval, einzeln, selten mehrkernig, Kerngröße abhängig vom Differenzierungsstadium (unreife – reife Plattenepithelien), meist klein, hyperchromatisch bis pyknotisch (reife Plattenepithelien); verhorntes Epithel: in den oberen Schichten kernlos! |
| Vorkommen | einzeln, häufig schichtweise übereinanderliegend. |
| Anmerkung | • Plattenepithelien werden vermehrt im Schneuzpräparat sowie bei der Nasenlavage beobachtet (Vestibulum nasi!); <br> • ihr Vorkommen im mittleren Anteil der unteren Nasenmuschel ist bei instrumenteller Abstrichentnahme als pathologisch zu werten. |

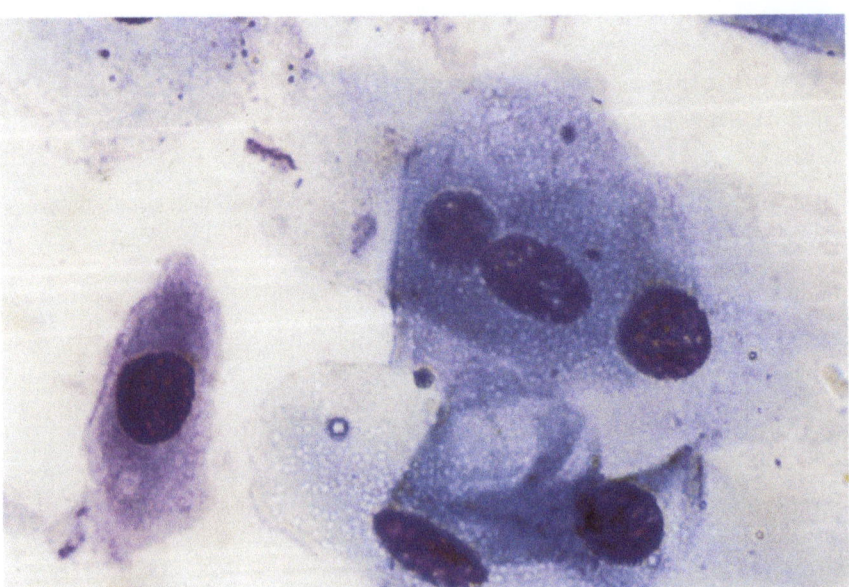

Grundlagen der Auswertung | 31

*Immunabwehr*

Ausgereifte Zellen der Myelomono- und Lymphopoese findet man in der Nasenschleimhaut vorwiegend in der oberen Schicht der Submukosa und im Sekretfilm. Im submukösen Gewebe beherrschen Lymphozyten, Monozyten und Plasmazellen, im Sekret neutrophile Granulozyten das Zellbild. Das zytologische Präparat der Nasenschleimhaut zeigt folgende Vertreter der zellulären Immunabwehr (Abb. 16):

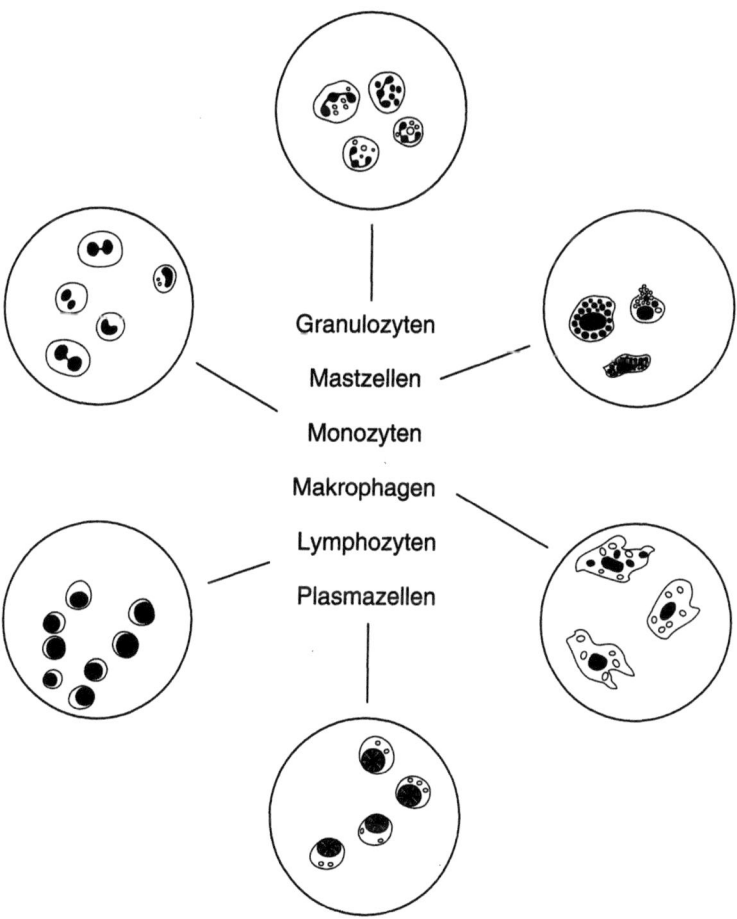

Abb. 16. Zelluläre Immunabwehr im zytologischen Präparat der Nasenschleimhaut

---

Abb. 15. Teilweise gefaltete, polygonale Plattenepithelien. Kürettenpräparat der unteren Nasenmuschel. (Pappenheim, Vergr. 1000:1)

## Granulozyten

Granulozyten werden aufgrund ihres gelappten Kerns auch als *polymorphnukleäre Leukozyten* bezeichnet, stellen etwa 60–70 % der Blutleukozyten (Lebensdauer: 2–3 Tage) dar und sind durch ihr Migrationsvermögen sowie ihre phagozytierende Eigenschaft gekennzeichnet. Sie werden nach dem Färbeverhalten ihrer intrazytoplasmatischen Granula differenziert und weisen untereinander erhebliche funktionelle Unterschiede auf.

*Eosinophile Granulozyten* (Abb. 17) sind durch ihre je nach Aktivitätszustand hypo- bis normodensen, orange-roten Granula gekennzeichnet, tragen niedrig affine IgE-Rezeptoren und greifen durch ihre entzündungsmodulierenden und zytotoxischen Mediatoren entscheidend in die Immunregulation ein. Aufgrund ihrer Gewebsgebundenheit werden sie bei Normalpersonen im zytologischen Abstrich nur in geringerer Zahl angetroffen.

*Neutrophile Granulozyten* (Abb. 17) besitzen kleine, bei Standardfärbungen nicht anfärbbare Granula und sind durch ihre starke Phagozytosefähigkeit charakterisiert. Sie repräsentieren die schnelle, unspezifische, zelluläre Immunabwehr und werden, da sie permanent inhalierte Mikroorganismen und Partikel beseitigen, auch bei Normalpersonen vermehrt im Nasensekret beobachtet („physiologische Neutrophilie").

*Basophile Granulozyten* (Abb. 18) enthalten dunkle, tief blau-violette Granula. Ihre Verwandtschaft zu den Mastzellen begründet sich nicht nur auf das Färbeverhalten – beide Zellgruppen werden als *metachromatische Zellen* bezeichnet –, sondern auch auf morphologische und funktionelle Gemeinsamkeiten (u.a. hochaffine IgE-Rezeptoren, Histaminproduktion, hohes Migrationsvermögen, mäßige Phagozytoseneigung).

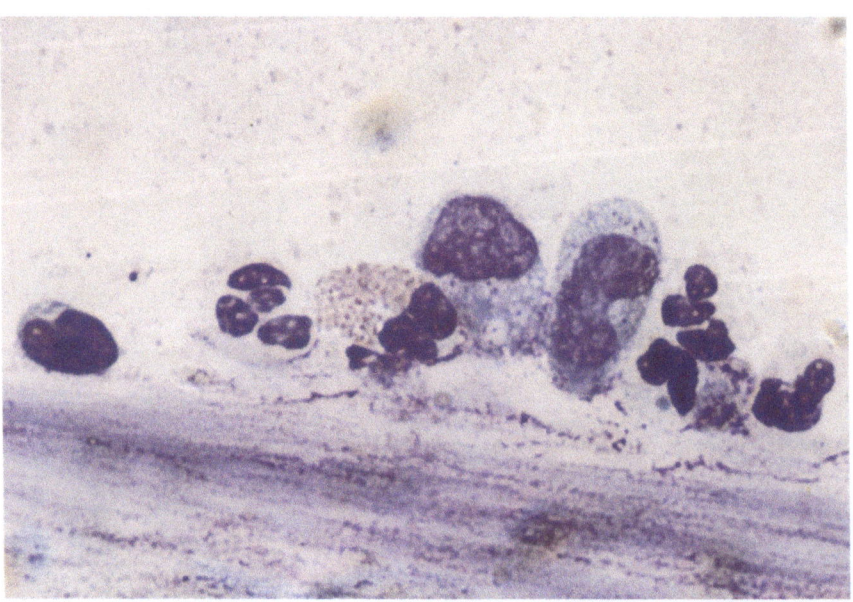

**Abb. 17.** Nasenzytologie: neutrophile und eosinophile Granulozyten, Monozyten (nierenbzw. hantelförmiger Kern), kleiner Lymphozyt. (Pappenheim, Vergr. 1000:1)

| Granulozyten ($\varnothing$=10–20 µm) | Kern | Zytoplasma | Besonderheit |
|---|---|---|---|
| neutrophil | segmentiert (2- bis 5fach) | feine, blasse bis braun-violette Granula | im Abstrich oft degenerative Formen |
| eosinophil | segmentiert (meist 2fach) | goldgelbe, normo- (ruhend) oder hypodense (aktiv) Granula | starkes Lichtbrechungsvermögen der Granula durch Achsenkristalle |
| basophil | brombeerartig durch Überlagerung zweier kompakter Kernsegmente | blauviolette Granula auch über der Kernregion | oft schwierige Abgrenzung zu Mastzellen |

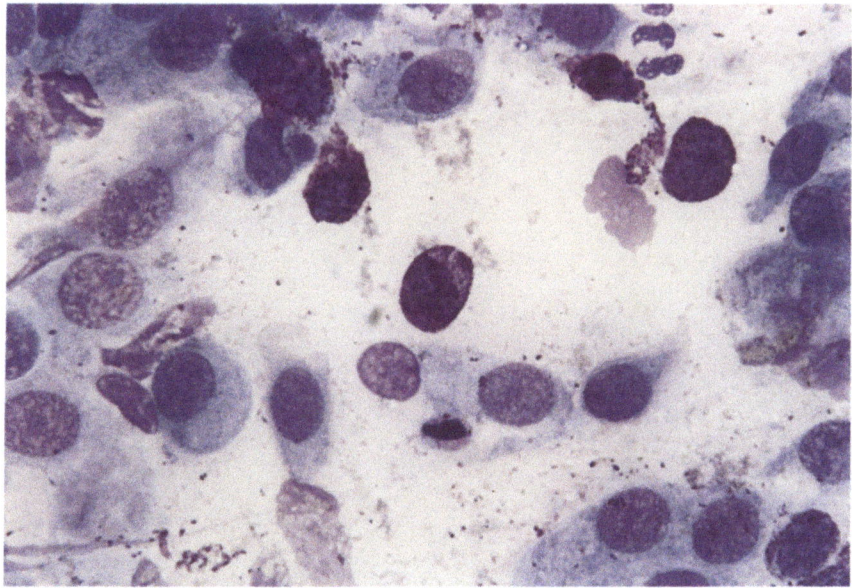

**Abb. 18.** Nasenzytologie: basophile Granulozyten (segmentierter Kern, kleiner) und runde Mastzellen. (Pappenheim, Vergr. 600:1)

*Mastzellen*

Mastzellen entwickeln sich zusammen mit basophilen Granulozyten aus einer gemeinsamen myeloischen Stammzelle, sind durch ihre dunklen, leicht zerfallenden Granula gekennzeichnet und finden sich in allen Körpergeweben, vornehmlich an Kontaktstellen mit der Umwelt (Haut, respiratorische Schleimhaut). Sie besitzen hochaffine IgE-Rezeptoren, sind migrationsfähig und werden aufgrund ihres Färbeverhaltens mit Toluidinblau (hoher Proteoglykangehalt) als sog. metachromatische Zellen bezeichnet. Ihre Hauptfunktion liegt neben einer mäßigen Phagozytosetätigkeit in der mediatorgesteuerten Immunregulation (Haupthistaminproduzenten). Da Mastzellen und basophile Granulozyten in Abhängigkeit von Lokalisation und Funktionszustand ihre äußere Form ändern (z.B. runde Blut-, längliche Gewebsmastzellen), sind sie lichtmikroskopisch oft schwer voneinander abzugrenzen. Aus diesem Grund bedient man sich zu ihrer Unterscheidung einiger Spezialverfahren, wie der Elektronenmikroskopie (Granulastruktur) oder der Immunhistochemie (Tryptasenachweis). In der Nasenschleimhaut von Gesunden sind Metachromaten üblicherweise in den oberflächlichen Submukosaschichten, jedoch nur vereinzelt in der Mukosa (<1% der Leukozyten) und in tieferen Submukosalagen anzutreffen. Zytologisch erscheinen Mastzellen entweder in ihrer *dendritisch bis spindelförmigen* oder *runden* Form (Abb. 18, 19).

**Abb. 19.** Nasenzytologie: spindelförmig konfigurierte Mastzelle. (Pappenheim, Vergr. 1000:1)

Grundlagen der Auswertung | 35

**Mastzellen**

| ($\varnothing$=15–25 μm) | Kern | Zytoplasma | Besonderheit |
|---|---|---|---|
| | rund bis oval, meist exzentrisch, nicht segmentiert | blauviolette Granula auch über der Kernregion | im Vergleich zu basophilen Granulozyten Granula zahlreicher, formvariabel |

DD: basophiler Granulozyt
Mastzelle: Kern nicht segmentiert, Mastzellen größer (2- bis 3mal), Zellgröße, Zellform und Dichte der Granula variabler, häufiger irregulär angeordnete Granula.

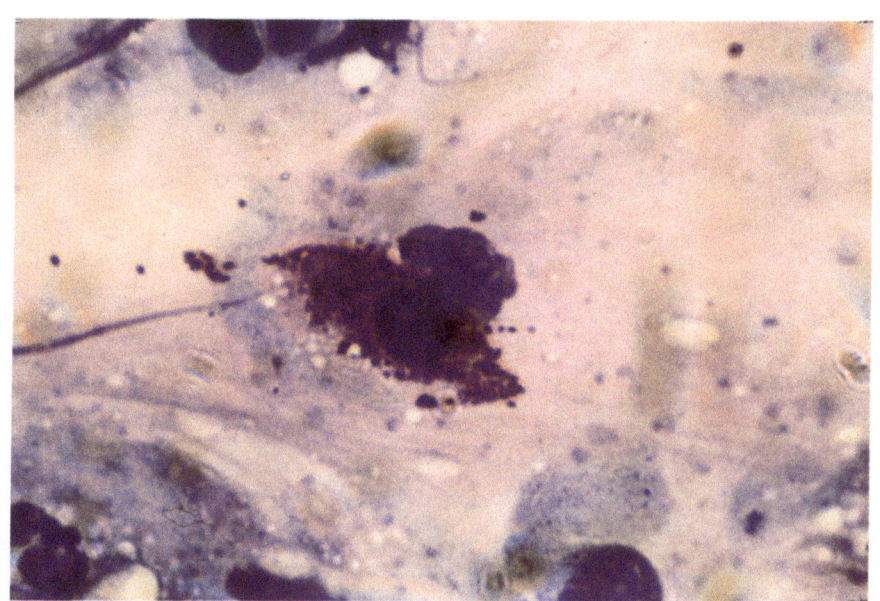

## Monozyten und Makrophagen

*Monozyten* gehen in ihrer Entwicklung ebenfalls wie Granulozyten auf myeloische Stammzellen zurück und zweigen auf frühester Stufe von der granulozytären Reihe ab. Sie differenzieren endothelial (retikuloendotheliales System) sowie nach Austritt aus der Blutbahn (retikulohistiozytäres System) gewebeabhängig zu unterschiedlichen Makrophagenpopulationen. Zu den *Makrophagen* zählen alle Zellen des retikuloendothelialen Systems (RES), inklusive der Epitheloid-, Fremdkörperriesen- und Langerhans-Riesenzellen. Im Gewebsverband werden sie als Histiozyten bezeichnet (Lebensdauer: Monate bis Jahre). Makrophagen und Monozyten (Abb. 17, 20) sind zytologisch durch ihren starken Formenreichtum (irreguläre Zytoplasma-, Kernform, Zelleinschlüsse) gekennzeichnet, sehr beweglich und besitzen eine ausgeprägte Phagozytosefähigkeit. Letztere basiert auf intrazytoplasmatischen Lysosomen und führt speziell bei Makrophagen zur Bildung intrazytoplasmatischer Vakuolen mit Zell- und Kerntrümmern, dunkelbraunen bis schwarzen („dust cells"), gelb bis orangen (Hämosiderin) und transparenten (Lipide) Zelleinschlüssen. Nicht selten bilden Makrophagen multinukleäre Riesenzellen. Neben ihrer starken Phagozytosefähigkeit spielen Makrophagen bei der Entzündungsmodulation und Induktion einer Immunantwort eine wichtige Rolle.

*Monozyten und Makrophagen sind im Gegensatz zum Bronchialtrakt in der Nasenschleimhaut von Normalpersonen nur spärlich anzutreffen.*

**Abb. 20.** Nasenzytologie: 2 Kernmakrophagen neben einem Epithelzellverband. (Pappenheim, Vergr. 1000:1)

## Grundlagen der Auswertung | 37

**Monozyten und Makrophagen**

| | Kern | Zytoplasma | Besonderheit |
|---|---|---|---|
| Monozyten (∅=10–30 μm) | eingebuchtet, nieren- bis hufeisenförmig | taubenblau bis grau, meist feine wolkenartige schwach violette Granula, oft Vakuolen | äußere Form rund, teilweise unregelmäßige Begrenzung (Übergang zu Makrophagen) |
| Makrophagen (∅=20–40 μm) | groß, rund bis oval, teilweise nierenförmig, zentral bis peripher, oft mehrkernige Riesenzellen durch Fusion einzelner Makrophagen, prominente Nukleoli | reichlich, schaumartig, oft violette Granula und Einschlußkörper (Phagozytose!) | starke Variation der äußeren Form (runde bis pseudopodienartige Zellgrenzen) |

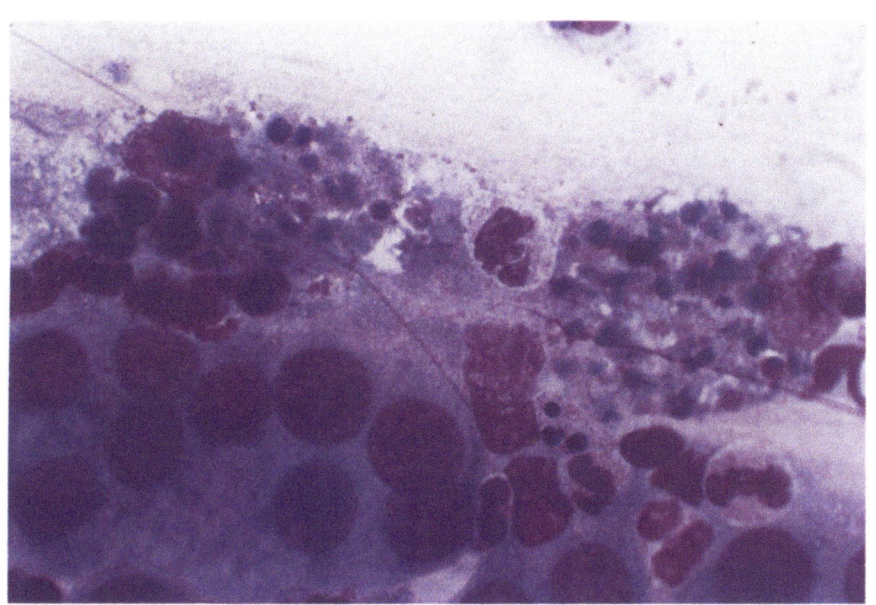

## Lymphozyten

Lymphozyten stellen ca. 20–40 % aller weißen Blutzellen dar (Lebensdauer: Monate bis Jahre) und untergliedern sich in B- und T-Lymphozyten sowie sog. Nullzellen (z.B. natürliche Killerzellen). Sie sind morphologisch heterogen und werden nach dem Kern-Zytoplasmaverhältnis, Grad der zytoplasmatischen Anfärbung, Vorhandensein azurophiler (rotvioletter) Granula sowie nach ihren Oberflächenmarkern und ihrer Funktion eingeteilt (Abb. 17, 21). Im zytologischen Präparat der Nasenschleimhaut gelingt bis auf wenige Ausnahmen keine weitergehende Differenzierung der einzelnen Lymphozytensubpopulationen. Lediglich Plasmazellen sind an ihrer typischen Kern- und Zytoplasmastruktur zu identifizieren. Bei großen Lymphozyten handelt es sich häufig um plasmozytoide Zellen bzw. transformierte, gereizte Formen. Letztere oft bei viralen Infektionen anzutreffenden Zellen (Virozyten) besitzen einen großen, mäßig aufgelockerten Kern, viel basophiles Zytoplasma und sind durch ihre morphologische Vielfalt charakterisiert. Im Nasenabstrich von Normalpersonen trifft man Lymphozyten (<15 % aller Leukozyten) meist in ihrer kleinen Form an.

**Abb. 21.** Nasenzytologie: kleine und große Lymphozyten bei viraler Rhinitis. (Pappenheim, Vergr. 1000:1)

# Grundlagen der Auswertung

**Lymphozyten**

| | Kern | Zytoplasma | Besonderheit |
|---|---|---|---|
| Kleine Form ($\varnothing$=6–9 µm) | rund bis oval, teilweise leicht eingebuchtet, exzentrisch Chromatin: homogen, dicht schollig | schmaler basophiler Saum | im Nasenabstrich häufig anzutreffen |
| Große Form ($\varnothing$=9–15 µm) | rund bis oval, leicht eingebuchtet, exzentrisch Chromatin: locker, grob granulär | reichlich Zytoplasma, gelegentlich azurophile (rotviolette) Granula | im Nasenabstrich seltener anzutreffen |
| Plasmazellen | rund, klein, exzentrisch, Radspeichenstruktur (Chromatinaggregate an Kernhülle) | reichlich tief blauviolettes Zytoplasma, oft perinukleärer Hof, keine Granula, gelegentlich Vakuolen | im Nasenabstrich seltener, teilweise amorphe membrangebundene Körper (Russel-Körper: vermutlich gebundene Antikörper) |

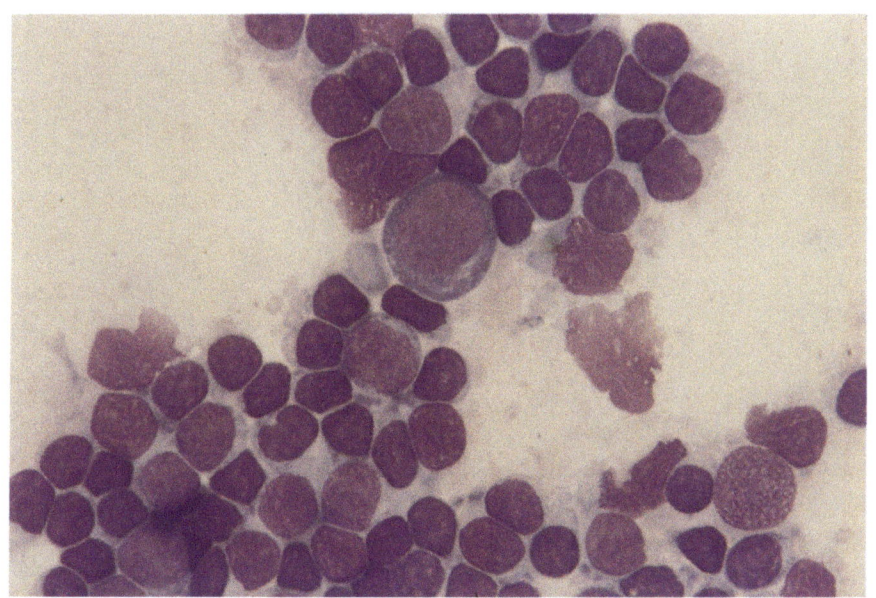

### 1.3.2 Der zytologische Normalbefund

Qualität und Quantität der Zellen im zytologischen Präparat der Nasenschleimhaut hängen entscheidend vom Ort der Abstrichentnahme (vgl. Abschn. 1.1) sowie der gewählten Zellsammeltechnik (vgl. Abschn. 1.2.1) ab. Mit den in der Routinediagnostik gebräuchlichsten Verfahren ergeben sich bei Normalpersonen folgende Verteilungen (Mittelwert x̄, Standardabweichung SD):

| Bürstentechnik („cytobrush") Abb. 22, 23 | | |
|---|---|---|
| Zellzahl: | x̄: $1{,}44 \cdot 10^6$/ml | SD: $0{,}51 \cdot 10^6$/ml; |
| Zellverteilung: | *Epithel* ca. 75–90 % | *Immunabwehr* ca. 10–25 %; |
| Epithel: | Flimmerzellen | 65–80 %, |
| | Becherzellen | 10–15 %, |
| | Basalzellen | 5–10 %, |
| | degenerative hochprismatische Zellen | <6 %, |
| | Intermediärzellen | <4 %, |
| | zilienlose hochprismatische Zellen | <3 %, |
| | Plattenepithelien | <2 %; |
| Immunabwehr: | Neutrophile | 75–85 %, |
| | lymphomonozytäre Zellen | 10–20 %, |
| | Eosinophile | <7 %, |
| | Basophile, Mastzellen | <1 %. |

**Abb. 22.** Prozentuale Zellverteilung (Mittelwerte) bei der Bürstentechnik („cytobrush")

**Abb. 23.** Bürstentechnik (Ausstrichpräparat): zellreiches Präparat einer Normalperson mit überwiegend regelrechten Epithelien und nur vereinzelten Leukozyten. (Pappenheim, Vergr. 400:1)

Grundlagen der Auswertung | 41

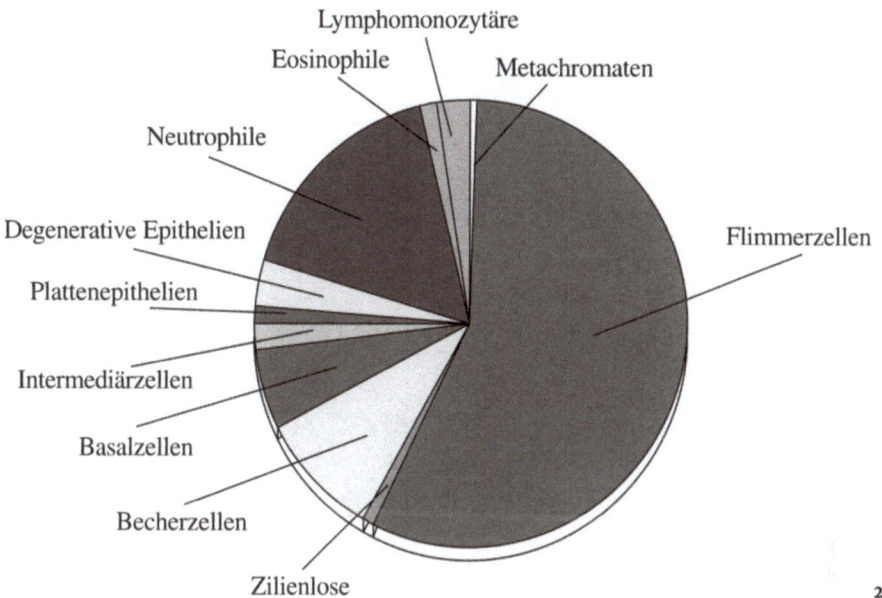

22

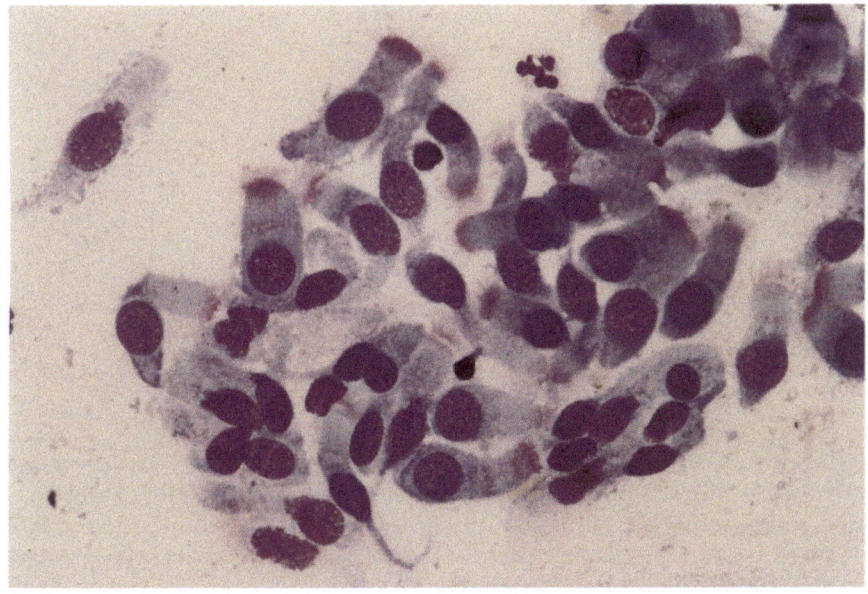

23

| Kürettentechnik („scraping") Abb. 24, 25 | | |
|---|---|---|
| Zellzahl: | x̄: $0{,}27 \cdot 10^6$/ml | SD: $0{,}13 \cdot 10^6$/ml; |
| Zellverteilung: | *Epithel* ca. 80–95 % | *Immunabwehr* ca. 5–20 %; |
| Epithel: | Flimmerzellen | 70–85 %, |
| | Becherzellen | 10–15 %, |
| | Basalzellen | 3–10 %, |
| | degenerative hochprismatische Zellen | <5 %, |
| | Intermediärzellen | <3 %, |
| | zilienlose hochprismatische Zellen | <3 %, |
| | Plattenepithelien | <1 %; |
| Immunabwehr: | Neutrophile | 75–85 %, |
| | lymphomonozytäre Zellen | 10–20 %, |
| | Eosinophile | <7 %, |
| | Basophile, Mastzellen | <1 %. |

**Abb. 24.** Prozentuale Zellverteilung (Mittelwerte) bei der Kürettentechnik („scraping")

**Abb. 25.** Kürettentechnik (Ausstrichpräparat): Epithelverband, Schleim und Leukozyten (Normalbefund). Im Vergleich zur Bürstentechnik ähnliche Zellverteilung, aber geringere Zellausbeute. (Pappenheim, Vergr. 600:1)

Grundlagen der Auswertung | 43

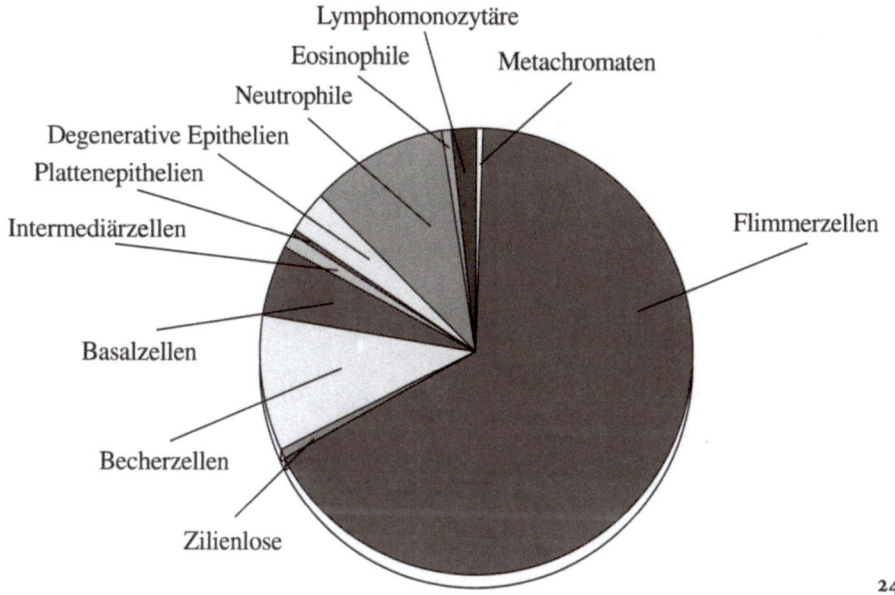

24

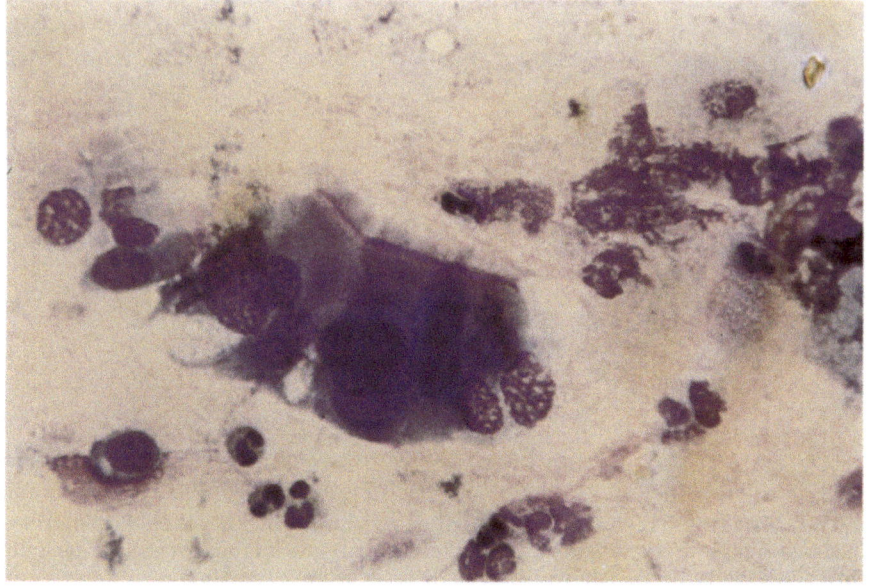

25

| Nasenlavage Abb. 26, 27 | | |
|---|---|---|
| Zellzahl: | x̄: 0,13 · 10⁶/ml | SD: 0,05 · 10⁶/ml; |
| Zellverteilung: | *Epithel* ca. 5–15 % | *Immunabwehr* ca. 85–95 %; |
| Epithel: | Flimmerzellen | <7 %, |
| | Becherzellen | <3 %, |
| | Basalzellen | <1 %, |
| | degenerative hochprismatische Zellen | 20–35 %, |
| | Intermediärzellen | <1 %, |
| | zilienlose hochprismatische Zellen | <1 %, |
| | Plattenepithelien | 60–70 %; |
| Immunabwehr: | Neutrophile | 75–85 %, |
| | lymphomonozytäre Zellen | 15–20 %, |
| | Eosinophile | <5 %, |
| | Basophile, Mastzellen | <1 %. |

**Abb. 26.** Prozentuale Zellverteilung (Mittelwerte) bei der Nasenlavage

**Abb. 27.** Nasenlavage (Zytozentrifugation): leukozytenhaltiges Präparat mit Plattenepithelien und einigen degenerativ veränderten Epithelien. Typisch für das Verfahren der Zytozentrifugation ist das Fehlen von Schleim. (Pappenheim, Vergr. 250:1)

# Grundlagen der Auswertung 45

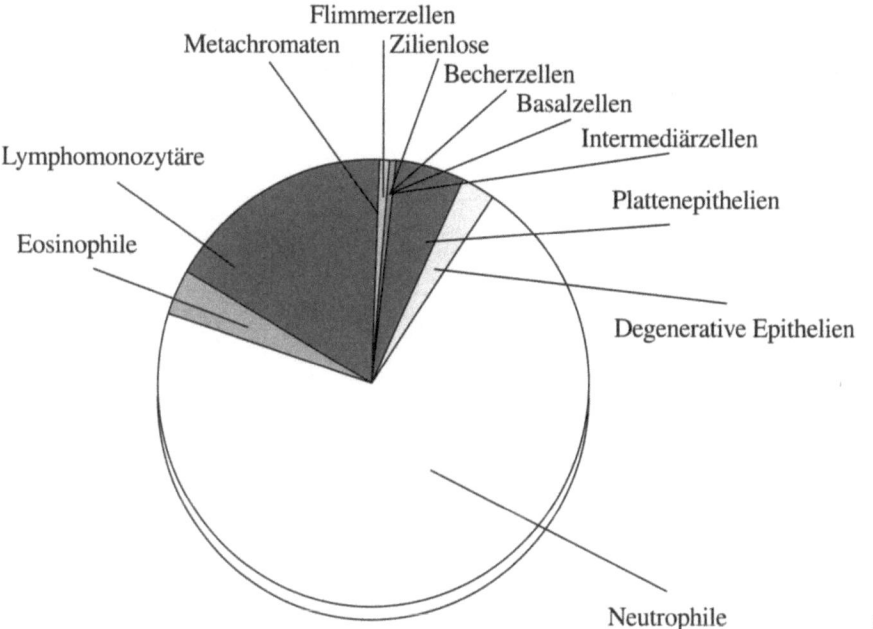

26

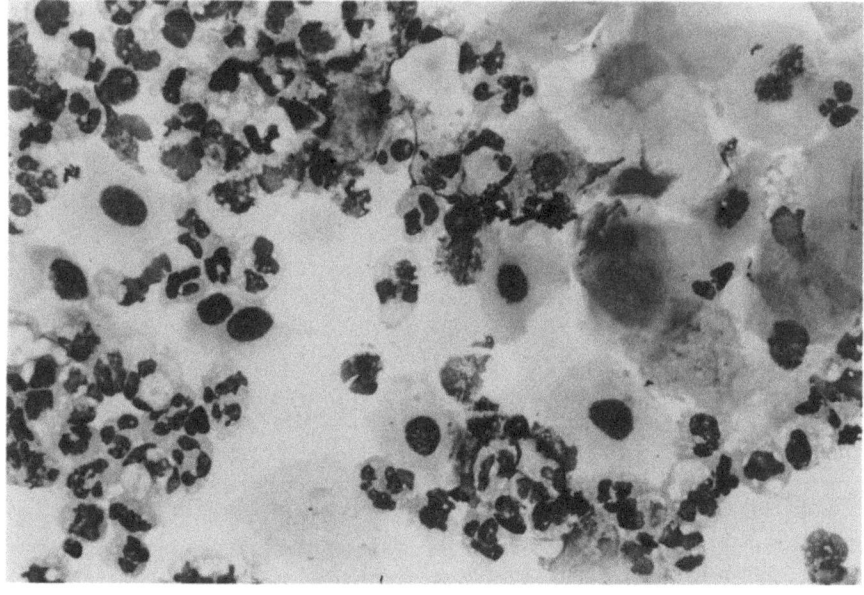

27

## Konventionelle Zytologie der Nasenschleimhaut

**Schneuzpräparat** Abb. 28, 29

| | | |
|---|---|---|
| Zellzahl: | x̄: $0{,}008 \cdot 10^6$/ml | SD: $0{,}0063 \cdot 10^6$/ml; |
| Zellverteilung: | *Epithel* ca. 5–15 % | *Immunabwehr* ca. 85–95 %; |
| Epithel: | Flimmerzellen | <7 %, |
| | Becherzellen | <4 %, |
| | Basalzellen | <1 %, |
| | degenerative hochprismatische Zellen | 20–35 %, |
| | Intermediärzellen | <1 %, |
| | zilienlose hochprismatische Zellen | <1 %, |
| | Plattenepithelien | 60–75 %; |
| Immunabwehr: | Neutrophile | 75–90 %, |
| | lymphomonozytäre Zellen | 10–20 %, |
| | Eosinophile | <5 %, |
| | Basophile, Mastzellen | <1 %. |

**Abb. 28.** Prozentuale Zellverteilung (Mittelwerte) beim Schneuzpräparat

**Abb. 29.** Schneuzpräparat: leukozytenhaltiges Sekret mit vereinzelten degenerativ veränderten Epithelien. (Pappenheim, Vergr. 150:1)

## Grundlagen der Auswertung | 47

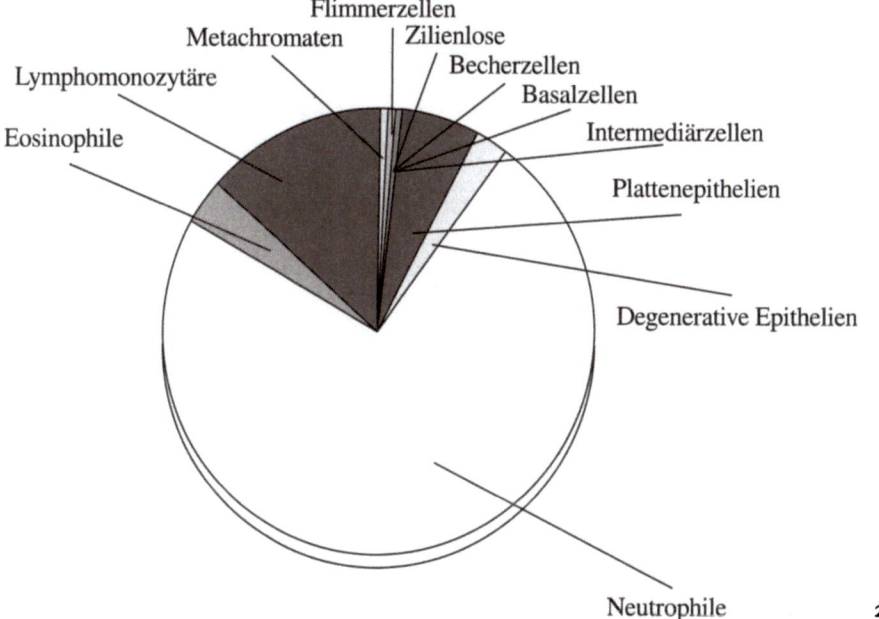

28

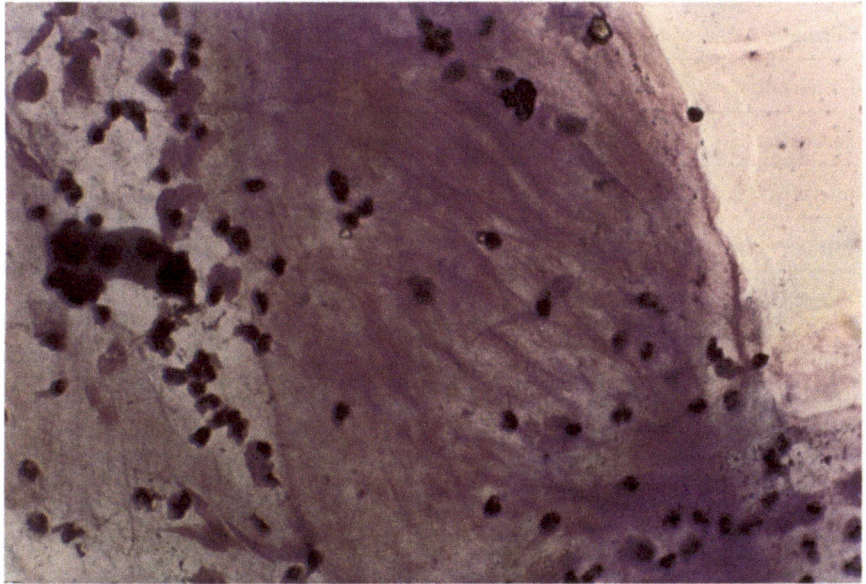

29

**Anmerkung:**

- Die angegebenen *Normalverteilungen sind Richtwerte und über alle Altersstufen gemittelt.*
- Exakte Angaben über *Mittelwerte, Standardabweichung* und *Spannweite* der Zellverteilung bei verschiedenen Zellsammeltechniken finden sich in Tabelle 1.
- Es besteht *kein Geschlechtsunterschied* in der Normalverteilung der einzelnen Zellgruppen.
- Bei Kindern und im Alter findet man Verschiebungen der Zellbilder.
- *Kinder* weisen einen höheren Anteil an Leukozyten und degenerativ veränderten Epithelien auf dem Boden einer stärkeren Keimbesiedelung auf.
- *Ältere Menschen* zeigen häufiger degenerative Epithelschäden (Atrophie, Plattenepithelmetaplasie).
- *Mikroorganismen* und *Kristalle* sind in jedem zytologischen Präparat vorhanden und besitzen nur unter bestimmten Voraussetzungen pathologischen Charakter (vgl. Abschn. 1.4.4 und 1.4.5).

**Tabelle 1.** Nasenzytologie: Unterschiedliche Zellverteilung in Abhängigkeit verschiedener Zellsammelverfahren bei Normalpersonen (n=100) mit prozentualer Angabe von Mittelwert ($\bar{x}$), Standardabweichung (SD) und Spannweite (maximaler-minimaler Wert *max/min*). Die Angaben für die einzelnen Zellpopulationen beziehen sich jeweils auf die Gesamtheit der Epithel- oder Immunzellen

| Pro Zellsammelverfahren: n=25 Normalpersonen | Bürste [%] $\bar{x}$ SD max/min | Kürette [%] $\bar{x}$ SD max/min | Lavage [%] $\bar{x}$ SD max/min | Schneuzen [%] $\bar{x}$ SD max/min |
|---|---|---|---|---|
| Flimmerzellen | 71,9 4,2 82/63 | 77,1 4,1 89/69 | 5,1 2,5 10/2 | 5,9 2,4 9/1 |
| Zilienlose | 1,5 1,7 4/0 | 1,1 1,4 4/0 | 0,5 0,6 2/0 | 0,3 0,5 2/0 |
| Becherzellen | 11,5 2,3 16/7 | 11,1 2,6 18/6 | 1,8 1,4 6/0 | 2,1 1,3 5/0 |
| Basalzellen | 7,6 1,9 11/4 | 5,6 2,4 19/2 | 0,2 0,4 3/0 | 0,2 0,4 3/0 |
| Intermediärzellen | 2,4 1,1 4/0 | 1,7 1,4 4/1 | 0,5 0,7 3/0 | 0,3 0,5 4/0 |
| Plattenepithelien | 0,9 1,2 3/0 | 0,3 0,5 3/0 | 63,2 3,4 74/56 | 65,9 4,1 78/58 |
| Degenerative Epithelien | 4,2 2,3 7/2 | 3,1 2,1 6/2 | 28,7 4,1 41/15 | 25,3 4,8 37/17 |
| Neutrophile | 79,4 3,7 88/70 | 81,7 3,4 92/72 | 77,6 4,2 88/73 | 81,1 4,9 91/72 |
| Eosinophile | 6,0 2,2 9/3 | 4,5 2,4 10/1 | 3,8 1,7 6/1 | 3,8 1,8 6/0 |
| Lymphomonozytäre | 13,7 2,8 22/8 | 13,2 3,5 21/4 | 18,4 1,8 22/13 | 14,9 2,4 23/9 |
| Metachromaten | 0,9 1,3 2/0 | 0,6 0,7 3/0 | 0,2 0,4 2/0 | 0,2 0,4 2/0 |
| Epithel/Gesamtzellzahl | 79,2 4,8 92/72 | 87,3 4,0 96/79 | 8,6 5,4 17/3 | 9,6 5,9 16/3 |

## 1.3.3 Kern- und Zytoplasmaveränderungen

Unterschiedliche Irritationen der Nasenschleimhaut, wie entzündliche, metabolische, chemische und physikalische Einflüsse, aber auch natürliche Alterungsvorgänge führen zu unspezifischen Veränderungen im Reproduktions- (Kern) und Stoffwechselzentrum (Zytoplasma) der Zellen. Kennzeichen einer *verminderten Zellaktivität* sind u.a. verwaschene Chromatinstruktur, Verklumpung und Polychromasie der Kerne, Azidophilie des Zytoplasmas und Auflösung der Kern- und Zytoplasmagrenzen. Hiervon abzugrenzen sind morphologische Veränderungen, die mit einem *gesteigerten Aktivitätszustand* der Zelle einhergehen, wie das Vorliegen granulären Chromatins, parachromatische Aufhellungszonen, prominente Nukleoli, vermehrt Mitosen, Vielkernigkeit und eine unregelmäßige Zytoplasmastruktur.

*Kern- und Zytoplasmaveränderungen geschädigter Zellen* weisen einen phasenhaften Verlauf auf. Im Kernbereich kommt es üblicherweise zunächst zur Vergröberung und Margination des Kernchromatins, gefolgt vom Stadium der Karyorrhexis mit irregulären, pyknotischen Kernklumpen, Hofbildung und Einschlußkörpern sowie dem Stadium der Karyolyse bzw. Karyopyknose mit runden, schwarzen, oft von einem Hof umgebenen Kernresten. Degenerative Veränderungen des Zytoplasmas stellen sich primär in Form einer Granulierung und Vakuolisierung dar. Sie führen letztlich zur Zellverkürzung, -abrundung oder aber Verlängerung und Zelleinschnürung. Endstadium ist die Zytolyse, bei deren Vorliegen im Abstrich vermehrt nackte Kerne und Zelltrümmer zu finden sind.

Besonders auffallend und häufig anzutreffen sind Zellveränderungen bei Leukozyten. Phagozytiertes Material wird in Form von Vakuolen aufgenommen (Phagosomen), enzymbeladenen Granulas (Lysosomen) zugeführt und in den sog. Phagolysosomen abgebaut. Als morphologisches Korrelat dieser „Freßaktivität" findet man häufig eine rotviolette Färbung der ansonsten blassen Granula, die durch den Abbau phagozytierten Materials resultiert (*toxische Granulation*). Zusätzlich erkennt man oft in Vakuolen vorliegendes phagozytiertes Material (*Dohle-Körperchen*) sowie brillen- oder kugelförmige Kerne (*Pseudo-Pelger-Formation*), die als Zeichen eines schweren infektiösen oder toxischen Geschehens zu werten sind. Kernsegmente, die ihre Verbindung untereinander verlieren, sich abrunden und eine dunkle Chromatinstruktur annehmen, weisen ebenso wie ein tief basophil (rotviolett) gefärbtes Zytoplasma auf die bevorstehende Zytolyse hin (*apoptotische Zellen*). Nicht zu verwechseln mit degenerativen Veränderungen sind winzige Chromatinanhänge mit dünner Brücke zum Hauptkern, die beim weiblichen Geschlecht bei 1–5 % aller zirkulierenden Granulozyten vorkommen („*drumsticks*"). Nach Beendigung des Phagozytoseprozesses gehen neutrophile Granulozyten unter; es resultiert ein Überschuß an Zelltrümmern, die in der Hauptsache von Makrophagen beseitigt werden.

Nachfolgend findet sich eine Übersicht über unspezifische Kern- und Zytoplasmaveränderungen:

### Zytologische Kernveränderungen

| | |
|---|---|
| Chromatin-verklumpung: | Zeichen der frühen Degeneration, rundliche, wagenradartige oder exzentrische Chromatinverdichtung durch unipolare Chromatinkondensation, gelegentlich Vorwölbung der Kernmembran. |
| Einschlüsse: | bei schweren Zellschäden (z.B. Virusinfektionen), Chromatinkonzentration im Kernzentrum, oft von hellem Hof umgeben; |
| Hyperchromasie: | übermäßiger Chromatingehalt, z.B. bei gesteigerter Proliferationsaktivität oder gestörter Proteinsynthese. |
| Karyolyse: | Kernauflösung mit resultierender leerer Kernkontur („ghost nuclei"), Überreste des Chromatins verteilen sich im Zytoplasma oder kondensieren an Kernmembranresten, bei multinukleären Riesenzellen Konfluieren der untergehenden Kerne. |
| Karyopyknose: | Kernschrumpfung durch Chromosomenzerfall, dunkler Kern ohne differenzierbare Chromatinstruktur (amorphe Masse), rascher Zelluntergang: verwaschene Kernkontur, langsamer Untergang: scharfe Kerngrenzen. |
| Karyorrhexis: | Zerfall von Chromosomen und Kernmembran, größere Bruchstücke verteilen sich im Zytoplasma, typisches Zeichen einer schnellen Degeneration. |
| Mitosen: | Kernteilungsfiguren normalerweise selten, bei Schleimhautirritationen gehäuft in der Regenerationszone (Basalzellen). |
| Nackte Kerne: | teils normal konfigurierte, teils degenerativ veränderte Kerne ohne Zytoplasma, z.B. bei schweren Infektionen, atrophischen Schleimhautveränderungen. |
| Nukleoli: | vergrößerte, stärker angefärbte und vermehrte Kernkörperchen sprechen für eine intensive Synthese von Nukleoproteinen im Rahmen einer schnellen Proliferation. |
| Vakuolen: | kleine helle, rundliche Vakuolen, die das Kernchromatin komprimieren, Hinweis für schnellen Zelluntergang. |
| Vergrößerung: | frühes, unspezifisches Zeichen einer Alteration (z.B. Hitze, Entzündung), oft verwaschene homogene Kernstruktur, häufig kombiniert mit Zytoplasmaverletzung. |
| Vielkernigkeit: | in Abhängigkeit von der Kernmorphologie Resultat einer echten Kernteilung oder Zytoplasmaverschmelzung, Hinweis für einen verstärkten Zellumsatz, z.B. bei viraler Entzündung, Bestrahlung. |

## Zytologische Zytoplasmaveränderungen

Einschlußkörper: unterschiedlich anfärbbare und geformte Einschlüsse, z.B. inkorporierte Bakterien, Viren, phagozytierte Zelltrümmer, dichte orangerot oder braun anfärbbare Massen bei unspezifischen Entzündungsreaktionen, gelblich-braune Pigmentgranula in Kernnähe durch anormale Lipidproduktion und Proteinmetabolismus, v.a. nach Bestrahlung.

Granuläre Degeneration: granuläre Zytoplasmastrukturierung, z.B. durch Kern- oder Bakterienabbauprodukte.

Hyperkeratose: Ablagerung von Keratin im Zytoplasma während langsamer Degeneration einer Plattenepithelzelle.

Irreguläre Zellformen: teilweise pseudopodienartig, typisch für polymorph- und mononukleäre Reparationszellen (z.B. nach Trauma, schwerer Infektion, Bestrahlung). **Cave:** Dysplasie, maligne Entartung!

Perinukleärer Hof: nicht selten Fixierungs- und Färbeartefakt bei Zytoplasma- und Kernvergrößerung (Schrumpfungsvorgänge), typischerweise bei Kernpyknose, im Gegensatz hierzu echte Hofbildungen um virale Zytoplasmaeinschlußkörper.

Polychromasie: unterschiedliches Färbeverhalten der Zellen bei entzündlichen Reaktionen (Färbeartefakt ausgeschlossen), Beurteilung des Färbeverhaltens nach transparent grau-bläulichem Zytoplasma der Granulozyten, degenerativ veränderte Zellen wechseln ihre Zytoplasmafarbe von normalerweise basophil nach eosinophil (Abbau ribosomaler RNS, Proteindenaturierung).

Vakuolisierung: Zeichen eines gestörten zellulären Metabolismus, v.a. perinukleär oft multiple, unterschiedlich große Vakuolen, Inhalt meist Fett oder phagozytiertes Material.

Wolkige Schwellung: durch Flüssigkeitsansammlung aufgetriebene Zellen, wolkiges schlecht anfärbbares Zytoplasma, Zellgrenzen oft nicht abgrenzbar, Zeichen einer Zelldegeneration, aber auch als Folge einer schwachen Fixierlösung, bei Verwendung von NaCl zur Zellsuspension, nach Zentrifugation.

Ziliozytophthoria: Verlust der spezialisierten Zellorganellen (Zilien) im Rahmen eines degenerativen Prozesses, z.B. Frühzeichen eines Virusinfekts.

| | |
|---|---|
| Zytolyse: | Auflösung von Zellgrenzen und Zytoplasmastruktur, z.B. bei bakterieller oder viraler Infektion, es resultieren nackte Kerne. |
| Zytoplasma-fältelung: | typisch für epidermoid differenzierte Zellen, Plattenepithelien. |

## 1.4 Richtlinien zur Interpretation eines zytologischen Befunds

Bei der Etikettierung eines zytologischen Präparats als „*pathologisch*" muß beachtet werden, daß bei den unterschiedlichen Rhinitisformen häufig nicht die gesamte Schleimhaut reagiert, sondern nur *fokale Schleimhautveränderungen* vorliegen. Hinzu kommt, daß das Verteilungsmuster der Epithel- und Immunzellen — wie eingangs berichtet — sowohl intra- als auch interindividuell eine gewisse Variabilität aufweist.

Um mit hinreichender Sicherheit einen pathologischen Befund beurteilen zu können, empfiehlt sich die Anfertigung *mehrerer zytologischer Präparate aus beiden Nasenhaupthöhlen* (seitendifferente Befunde!) sowie die Anwendung *standardisierter Verfahren*, von denen die *Richtwerte der Normalverteilung für Epithel- und Immunzellen* bekannt sind (s. Abschn. 1.3.2). Die Abstrichentnahme nach der Bürsten- und Kürettentechnik sollte aus dem mittleren Bereich der unteren oder mittleren Nasenmuschel erfolgen, da sich aufgrund anatomischer (Zugang zu den Nasennebenhöhlen) und histologischer Besonderheiten (breite Submukosa mit gefensterten Kapillaren) pathologische Schleimhautveränderungen speziell in dieser Region manifestieren. Bei der Wahl der unteren Nasenmuschel als Sekretentnahmestelle ist freilich zu berücksichtigen, daß sie außerhalb des direkten Abflußgebiets der Nasennebenhöhlen liegt und isolierte Sinusaffektionen u. U. übersehen werden können.

Wichtig ist, daß bei allen Zellsammelverfahren, insbesondere der Schneuz- und Lavagemethode, in unterschiedlichem Ausmaß degenerativ veränderte Epithelien (*physiologische Zellabschilferung*), Mikroorganismen und Kristalle zu beobachten sind. Die Zahl der im Abstrich enthaltenen immunkompetenten Zellen unterliegt interindividuellen Schwankungen und ist ebenfalls von der Zellsammeltechnik abhängig. So findet man neutrophile Granulozyten im epithelreichen instrumentellen Abstrich nur in geringem, im epithelarmen Lavagepräparat dagegen in hohem Prozentsatz. Darüber hinaus zeigen Leukozyten in der Nasenschleimhaut ein gewisses Verteilungsmuster. Mastzellen und eosinophile Granulozyten sind vornehmlich in der Nähe von Epithelverbänden, neutrophile Granulozyten und lymphomonozytäre Zellen v. a. im Schleim anzutreffen. Problematisch und häufig Quelle falscher Ergebnisse ist die Differenzierung zwischen basophilen Granulozyten und Mastzellen, da beide Zellgruppen morphologisch ähnlich sind und aufgrund ihrer labilen Granula oft nicht erkannt werden.

Die mikroskopische *Auswertung*, deren Qualität entscheidend von der Erfahrung und Geduld des Untersuchers abhängt, sollte sich an der Vorlage eines Zytogramms (Abb. 8, Übersicht) orientieren und für die *Routinediagnostik semiquantitativ*, für *wissenschaftliche Studien quantitativ* erfolgen. Die durchschnittliche Untersuchungsdauer beträgt selbst bei Erfahrenen pro Patient (2–3 Präparate) etwa 10–15 min.

**Auswertungskriterien für die Zytologie der Nasenschleimhaut**
(vgl. Zytogramm, Abb. 8)

- Oberflächenepithel,
- zelluläre Immunabwehr,
- Verhältnis Epithel/Leukc
- Sekretbeschaffenheit,
- Mikroorganismen.

Entscheidend für die *Interp*       es zytologischen Präparats der Nasenschleimhaut sind, abgesehe.. .... ... gewählten Zellsammel- und Aufarbeitungstechnik, Zeitpunkt der Zellsammlung, aktuelle Beschwerdesymptomatik, Medikamenteneinnahme, begleitende Untersuchungsbefunde sowie Kenntnisse über die Pathophysiologie der verschiedenen Rhinitisformen, basierend auf der allgemeinen Pathologie der Nasenschleimhaut (Abb. 30).

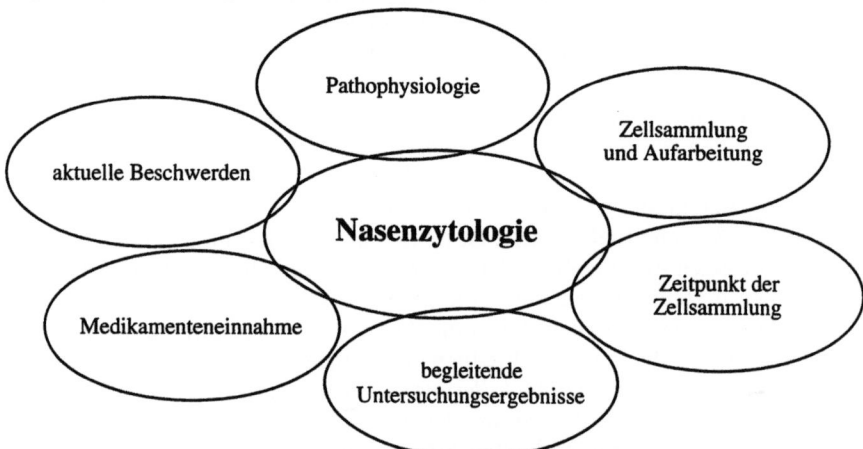

**Abb. 30.** Nasenzytologie: Einflußgrößen der Befundinterpretation

### 1.4.1 Allgemeine Pathologie der Nasenschleimhaut

Entzündliche Nasenschleimhautveränderungen können durch eine Vielzahl exogener und endogener Faktoren bedingt sein, rufen jedoch trotz unterschiedlicher Pathomechanismen und individueller Schwankungen relativ uniforme histopathologische Epithelveränderungen hervor. Nach ihrer Dauer unterscheidet man *akute* (bis 3 Wochen), *subakute* (bis 3 Monate) und *chronische* (länger als 3 Monate) *Entzündungen*. Allgemein gebräuchlich ist die grob schematische Stufeneinteilung in *katarrhalische*, *hyperplastische* und *atrophische* Formen. Die *katarrhalische* Entzündung gilt als initiale Reaktion auf einen lokalen Reiz und ist nach MESSERKLINGER (1958) durch eine schleimige Degeneration (Becherzellhyperplasie) mit Hyperplasie des Flimmerepithels charakterisiert. Ziel dieser primären Reaktion ist die Beseitigung der Schleimhautirritation durch Steigerung der mukoziliaren Clearance. Im Rahmen akuter Infektionen kommt es durch Verlust der Schlußleistenbarriere sowie der Interzellularverbindungen zunächst zur Auflockerung der Epithelstruktur mit Ablösung von Zellen des Oberflächenepithels und Anreicherung von Vertretern der zellulären Immunabwehr im Sekret. Elektronenmikroskopisch findet man in diesen Fällen subepithelial häufig fenestrierte, dilatierte Gefäße. Zusätzlich besteht ein interstitielles Ödem, welches die lokale Mikrozirkulationsstörung verstärkt, eine lokale Hypoxie hervorruft und die mediatorbedingte Zelldegeneration verstärkt.

Dauert die Schleimhautreizung fort, entwickelt sich aus der akuten eine chronische katarrhalische Reaktion (Rhinitis chronica simplex), die schließlich in eine chronische *hyperplastische* Rhinitis übergeht. Prinzipiell unterscheidet man in diesem Stadium *zwei Formen*: zum einen die bloße *Vermehrung einzelner Zellgruppen* des respiratorischen Epithels (z.B. Becher-, Basalzellhyperplasie), zum anderen die *Metaplasie*, d.h. Umwandlung in ein anders differenziertes, ortsfremdes Epithel (z. B. Plattenepithelmetaplasie). Bei der Metaplasie sind wiederum unterschiedliche Stadien zu unterscheiden. Zunächst kommt es zur Ausbildung eines abgeflachten Epithels mit kubischen, basaloiden Zellen, die ausgehend von den tieferen Epithelschichten das hochprismatische Flimmerepithel verdrängen. Dauert die Schleimhautschädigung fort, entwickelt sich aus den basaloiden Zellen zunächst unverhorntes, später verhorntes Plattenepithel mit intraepithelialer, nach außen gerichteter (papillomatöser) oder submukös gerichteter Epithelknospung. Zytologische Zeichen, wie Dyskaryose, Kernhyperchromasie, Kern- und Zellpolymorphie weisen auf eine Dysplasie bzw. maligne Entartung hin. Besonders gefährdet sind in diesem Zusammenhang bekanntermaßen Personen, die Holz- und Metallstäuben (z. B. Harthölzer, Nikkel, Chromat) ausgesetzt sind.

Die im chronischen Stadium der Schleimhautschädigung erkennbaren Veränderungen sind meist fokal betont, gelegentlich aber auch diffus vorhanden. Charakteristischerweise sind sie nicht auf das Oberflächenepithel beschränkt, sondern mit dem Umbau von Basalmembran und Submukosa kombiniert, v. a. in Form von zystischer Drüsendegeneration, Wandverdickung der Submukosagefäße und Proliferation des submukösen Bindegewebes. Während diese Schleimhautveränderungen in der Regel reversibler Natur sind, kommt es bei Fortdauer nicht selten zu irreversiblen chronisch *atrophischen* Rhinitiden. Die Schleimhaut besteht in diesen Fällen aus einer relativ schmalen Basalzell- und Plattenepithellage und zeigt subepithelial eine lymphomonozytäre Infiltration mit Fibrosierung, Drüsen- und Gefäßatrophie. Basierend auf seinen Erfahrungen mit histologischen Veränderungen bei Nickelarbeitern empfiehlt TORJUSSEN (1979) für Nasenschleimhautveränderungen folgende Einteilung (Tabelle 2).

Tabelle 2. Einteilung von Nasenschleimhautveränderungen. (Nach TORJUSSEN 1979)

| Gradeinteilung | Histologie |
|---|---|
| 0 | Normales respiratorisches Epithel |
| 1 | Zilienverlust, kubisches geschichtetes Epithel |
| 2 | Kubisches Epithel bis Plattenepithel |
| 3 | Geschichtetes Plattenepithel |
| 4 | Geschichtetes Plattenepithel mit Hyperorthokeratose |
| +1 | Hyperchromatische Kerne, Epithelknospung |
| 6 | Mäßige Dysplasie |
| 7 | Schwere Dysplasie |
| 8 | Karzinom |

### 1.4.2 Pathologie des Oberflächenepithels

*Die gestörte Flimmerzelle*

Bei Einwirken einer Noxe auf die intakte Nasenschleimhaut kommt es initial zur Schädigung der Flimmerzellen. Bereits geringste schädigende Einflüsse, wie Temperaturschwankungen, rufen eine unter dem Phasenkontrastmikroskop nachweisbare *eingeschränkte Zilienfunktion* hervor. Elektronenmikroskopisch erkennt man in diesem Stadium verplumpte, teilweise aufgetriebene Zilien. Das früheste mit der Lichtmikroskopie erkennbare Zeichen einer Flimmerzellschädigung stellt der anfänglich oft nur partielle *Zilienverlust* dar. Diese Zellveränderung ist unspezifisch und wird beispielsweise bei traumatisch, aber auch physiologisch abgeschilferten Zellen in der Anfangsphase der Degeneration beobachtet. Ihr explosionsartiges Auftreten zwischen dem 2. und 4. Tag einer akuten Rhinitis ist pathognomonisch für eine virale Genese. Dabei kommt es häufig nicht nur zum Verlust des Zilienbesatzes, sondern auch eines Teils des apikalen Zytoplasmas („tufts"), kombiniert mit vakuoliger oder wolkiger Zelldegeneration (s. Abschn. Virale Rhinitis, S. 82). Ebenfalls hinweisend auf eine frühe Schädigung der Flimmerzellen ist der Verlust des *perinukleären Golgi-Felds*, das sich bei konventioneller Färbung (z. B. Pappenheim) in Form bandförmig angeordneter, vakuolenartiger Strukturen darstellt (Abb. 31a, b).

Unspezifische zytologische Zeichen einer weiter fortschreitenden Zellschädigung ist die *Zytolyse* (häufig mit Bildung eines Zellschattens) sowie das Vorliegen nackter Zellkerne (Abb. 31c). Daneben sind *Kernveränderungen*, wie Chromatinverklumpung, Kernmargination, Auflösung der Kernmembran, Karyopy-

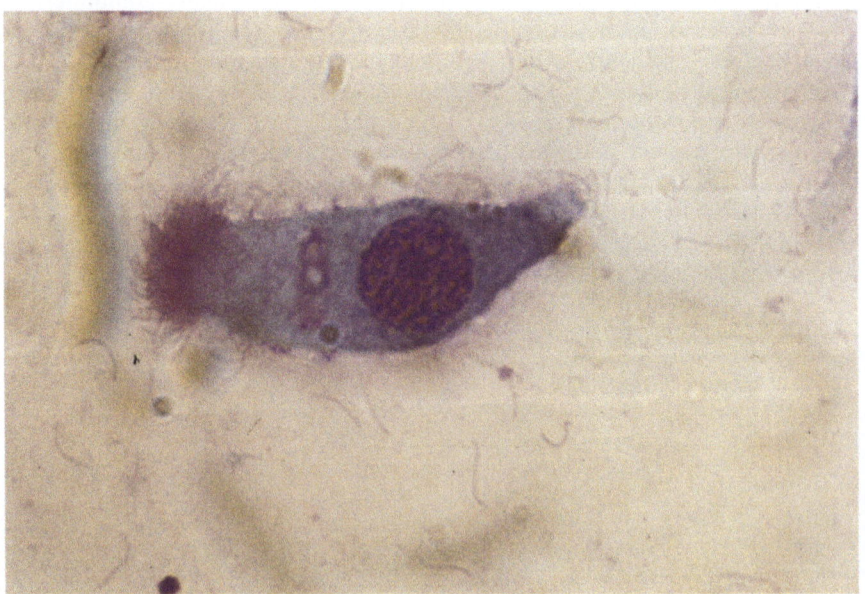

**Abb. 31a** Normale Flimmerzelle mit Zilienbesatz und deutlich erkennbarem perinukleärem Golgi-Feld. **b** Fehlen des perinukleären Golgi-Felds als initiales Zeichen einer Flimmerzellschädigung. **c** Zilienverlust, Zytolyse und Karyolyse kennzeichnen die fortgeschrittene Flimmerzelldegeneration. (Pappenheim, Vergr. 1000:1)

im Sekret. Elektronenmikroskopisch findet man in diesen Fällen subepithelial häufig fenestrierte, dilatierte Gefäße. Zusätzlich besteht ein interstitielles Ödem, welches die lokale Mikrozirkulationsstörung verstärkt, eine lokale Hypoxie hervorruft und die mediatorbedingte Zelldegeneration verstärkt.

Dauert die Schleimhautreizung fort, entwickelt sich aus der akuten eine chronische katarrhalische Reaktion (Rhinitis chronica simplex), die schließlich in eine chronische *hyperplastische* Rhinitis übergeht. Prinzipiell unterscheidet man in diesem Stadium *zwei Formen*: zum einen die bloße *Vermehrung einzelner Zellgruppen* des respiratorischen Epithels (z.B. Becher-, Basalzellhyperplasie), zum anderen die *Metaplasie*, d.h. Umwandlung in ein anders differenziertes, ortsfremdes Epithel (z.B. Plattenepithelmetaplasie). Bei der Metaplasie sind wiederum unterschiedliche Stadien zu unterscheiden. Zunächst kommt es zur Ausbildung eines abgeflachten Epithels mit kubischen, basaloiden Zellen, die ausgehend von den tieferen Epithelschichten das hochprismatische Flimmerepithel verdrängen. Dauert die Schleimhautschädigung fort, entwickelt sich aus den basaloiden Zellen zunächst unverhorntes, später verhorntes Plattenepithel mit intraepithelialer, nach außen gerichteter (papillomatöser) oder submukös gerichteter Epithelknospung. Zytologische Zeichen, wie Dyskaryose, Kernhyperchromasie, Kern- und Zellpolymorphie weisen auf eine Dysplasie bzw. maligne Entartung hin. Besonders gefährdet sind in diesem Zusammenhang bekanntermaßen Personen, die Holz- und Metallstäuben (z.B. Harthölzer, Nikkel, Chromat) ausgesetzt sind.

Die im chronischen Stadium der Schleimhautschädigung erkennbaren Veränderungen sind meist fokal betont, gelegentlich aber auch diffus vorhanden. Charakteristischerweise sind sie nicht auf das Oberflächenepithel beschränkt, sondern mit dem Umbau von Basalmembran und Submukosa kombiniert, v. a. in Form von zystischer Drüsendegeneration, Wandverdickung der Submukosagefäße und Proliferation des submukösen Bindegewebes. Während diese Schleimhautveränderungen in der Regel reversibler Natur sind, kommt es bei Fortdauer nicht selten zu irreversiblen chronisch *atrophischen* Rhinitiden. Die Schleimhaut besteht in diesen Fällen aus einer relativ schmalen Basalzell- und Plattenepithellage und zeigt subepithelial eine lymphomonozytäre Infiltration mit Fibrosierung, Drüsen- und Gefäßatrophie. Basierend auf seinen Erfahrungen mit histologischen Veränderungen bei Nickelarbeitern empfiehlt TORJUSSEN (1979) für Nasenschleimhautveränderungen folgende Einteilung (Tabelle 2).

Tabelle 2. Einteilung von Nasenschleimhautveränderungen. (Nach TORJUSSEN 1979)

| Gradeinteilung | Histologie |
|---|---|
| 0 | Normales respiratorisches Epithel |
| 1 | Zilienverlust, kubisches geschichtetes Epithel |
| 2 | Kubisches Epithel bis Plattenepithel |
| 3 | Geschichtetes Plattenepithel |
| 4 | Geschichtetes Plattenepithel mit Hyperorthokeratose |
| +1 | Hyperchromatische Kerne, Epithelknospung |
| 6 | Mäßige Dysplasie |
| 7 | Schwere Dysplasie |
| 8 | Karzinom |

## 1.4.2 Pathologie des Oberflächenepithels

### Die gestörte Flimmerzelle

Bei Einwirken einer Noxe auf die intakte Nasenschleimhaut kommt es initial zur Schädigung der Flimmerzellen. Bereits geringste schädigende Einflüsse, wie Temperaturschwankungen, rufen eine unter dem Phasenkontrastmikroskop nachweisbare *eingeschränkte Zilienfunktion* hervor. Elektronenmikroskopisch erkennt man in diesem Stadium verplumpte, teilweise aufgetriebene Zilien. Das früheste mit der Lichtmikroskopie erkennbare Zeichen einer Flimmerzellschädigung stellt der anfänglich oft nur partielle *Zilienverlust* dar. Diese Zellveränderung ist unspezifisch und wird beispielsweise bei traumatisch, aber auch physiologisch abgeschilferten Zellen in der Anfangsphase der Degeneration beobachtet. Ihr explosionsartiges Auftreten zwischen dem 2. und 4. Tag einer akuten Rhinitis ist pathognomonisch für eine virale Genese. Dabei kommt es häufig nicht nur zum Verlust des Zilienbesatzes, sondern auch eines Teils des apikalen Zytoplasmas („tufts"), kombiniert mit vakuoliger oder wolkiger Zelldegeneration (s. Abschn. Virale Rhinitis, S. 82). Ebenfalls hinweisend auf eine frühe Schädigung der Flimmerzellen ist der Verlust des *perinukleären Golgi-Felds*, das sich bei konventioneller Färbung (z. B. Pappenheim) in Form bandförmig angeordneter, vakuolenartiger Strukturen darstellt (Abb. 31 a, b).

Unspezifische zytologische Zeichen einer weiter fortschreitenden Zellschädigung ist die *Zytolyse* (häufig mit Bildung eines Zellschattens) sowie das Vorliegen nackter Zellkerne (Abb. 31 c). Daneben sind *Kernveränderungen*, wie Chromatinverklumpung, Kernmargination, Auflösung der Kernmembran, Karyopy-

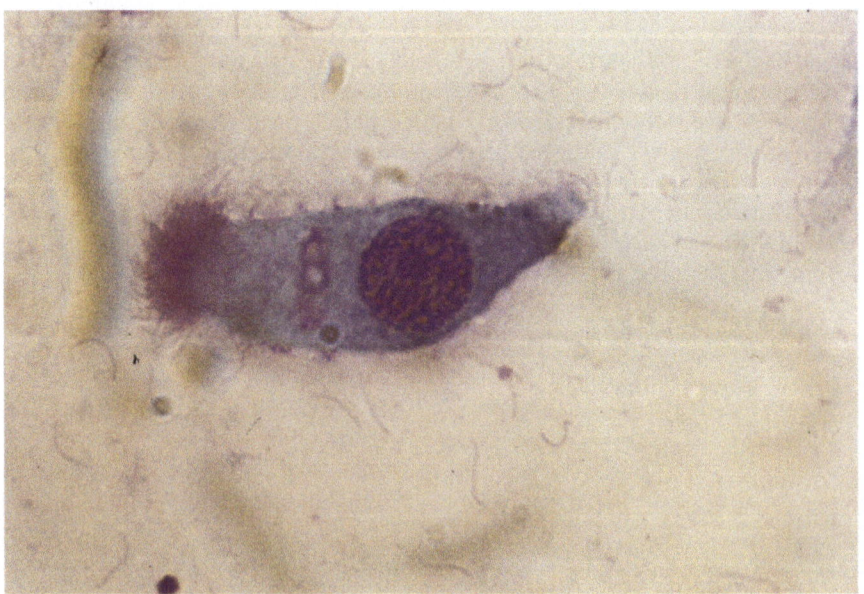

**Abb. 31 a** Normale Flimmerzelle mit Zilienbesatz und deutlich erkennbarem perinukleärem Golgi-Feld. **b** Fehlen des perinukleären Golgi-Felds als initiales Zeichen einer Flimmerzellschädigung. **c** Zilienverlust, Zytolyse und Karyolyse kennzeichnen die fortgeschrittene Flimmerzelldegeneration. (Pappenheim, Vergr. 1 000 : 1)

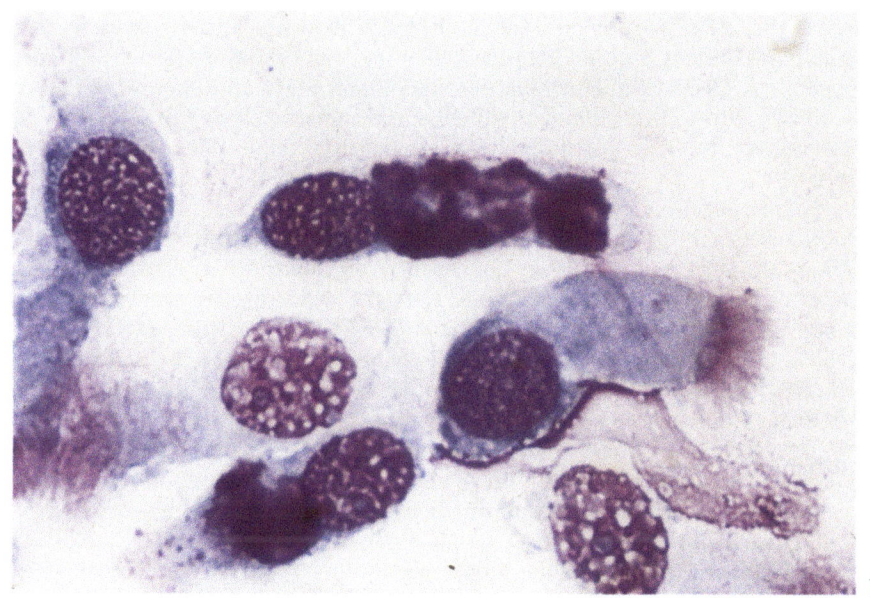

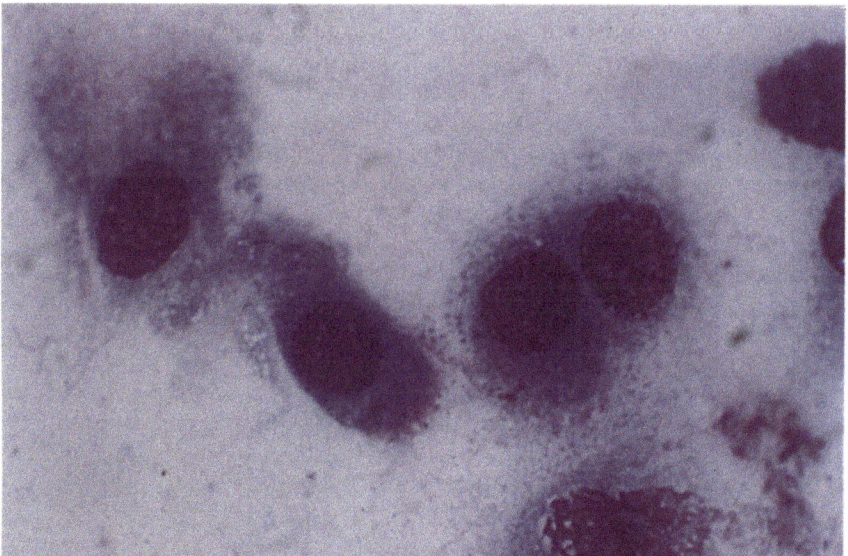

knose und perinukleäre Hofbildung zu beobachten. Im Rahmen einer chronischen Entzündung sind die Flimmerzellen meist infolge einer Becherzellhyperplasie bzw. Plattenepithelmetaplasie zahlenmäßig stark reduziert. Man erkennt in diesem Stadium abgeflachte Epithelien; an umschriebenen Stellen fehlt der Zilienbesatz teilweise vollständig oder es liegen plumpe, mikrovilliartige Formen vor.

Neben degenerativen Zeichen gibt es Zellveränderungen, die auf eine *verstärkte Regeneration* hinweisen, z. B. Zell- und Kernvergrößerung, Vielkernigkeit, prominente Nukleoli sowie eine leichte Vergröberung der Chromatinstruktur bei gut erhaltener Kernmembran. Ähnliche Zellveränderungen werden von einigen Autoren unter dem Begriff „*reaktives Epithel*" zusammengefaßt.

Die *Regeneration* einer Flimmerzelle hängt vom Ausmaß ihrer Schädigung ab. Liegt ein Zilienverlust vor, bedeutet dies nicht zwangsläufig den Zelltod. Vielmehr kann diese Störung allein durch Stimulation der Ziliogenese, d. h. Steigerung der Replikation von Zentriolen im Bereich der Basalkörperchen, behoben werden. Sind Zellen infolge einer starken Schädigung untergegangen, werden sie durch Basal- bzw. Intermediärzellen ersetzt. Die Zellen zeigen dabei anfänglich weniger Zilien, später jedoch einen normalen Besatz. Der mukoziliare Transport ist nach Ersatz der Epithelschicht unverändert. Nach viralen Infekten kommt es dem *Zellzyklus der respiratorischen Nasenschleimhaut* entsprechend nach ca. 14 Tagen zur Epithelregeneration. Demgegenüber verursachen irritativ-toxisch wirkende Noxen Epithelschäden, die erst innerhalb vieler Wochen rückbildungsfähig sind. Bestrahlungen führen zu massiven, teilweise dysplastischen Epithelveränderungen. Sie sind normalerweise reversibler Natur, bergen jedoch auch die Gefahr irreversibler fortschreitender Schädigungen in sich.

Störungen der Flimmerzellen, die auf primären oder sekundären Zilienanomalien beruhen, werden unter dem Begriff Ziliendyskinesie zusammengefaßt. Primäre, angeborene Anomalien sind selten. Sie gehen mit rezidivierenden Infektionen des Respirationstrakts seit der Kindheit und Unfruchtbarkeit einher. Das bekannteste, früher dem Oberbegriff „*immotile cilia syndrome*" heute der treffenderen Bezeichnung „*primäre Ziliendyskinesie*" zugeordnete Krankheitsbild, stellt das *Kartagener-Syndrom* mit seiner typischen Trias Situs inversus, Bronchiektasen und Nasenpolypen dar. Es basiert auf einem pathologischen Zilienmuster (Dyneinverlust), weist eine familiäre Disposition (Mischehen) bei vermutlich autosomal-rezessivem Erbgang auf und besitzt eine Inzidenz von 1/15 000–1/30 000. Weit seltener ist das „*nasal acilia syndrome*", eine angeborene Störung mit fehlendem Zilienbesatz, die in klinisch ähnlicher Form gelegentlich auch bei Patienten mit Sklerodermie anzutreffen ist. *Erworbene Zilienanomalien* liegen bei 3–5 % aller Gesunden vor und sind meist Folge rezidivierender Entzündungsreaktionen.

**Merke:**

- Abgesehen von einigen Ausnahmen (z. B. bakterielle Einschlußkörper) sind die meisten Flimmerzellveränderungen unspezifisch.
- Unter Berücksichtigung des gesamten Zellbilds sowie der Krankheitsgeschichte besitzen auch unspezifische Zellveränderungen pathognomonischen Charakter (z. B. Zilienverlust und Riesenzellbildung bei viraler Rhinitis).
- Liegt eine fortgeschrittene Degeneration vor, ist eine Differenzierung der einzelnen Epithelzellen meist nicht mehr möglich.

## Hyperplasie und Dyskrinie der Becherzellen

Im Gegensatz zum übrigen Respirationstrakt besitzt die Nasenschleimhaut viele schleimproduzierende Zellen, deren zahlenmäßiges Vorkommen jedoch in Abhängigkeit von der Lokalisation starken Schwankungen unterworfen ist (s. Abschn. 1.1). *Becherzellen reagieren schnell auf Irritationen* der Nasenschleimhaut und zeigen im Rahmen akuter, subakuter und chronischer Rhinitiden, beispielsweise bei saisonalen und perennialen Inhalationsallergien, eine oft beträchtliche Zunahme (*Becherzellhyperplasie*) (Abb. 32 a). In diesen Fällen ist das Verhältnis von Becher- zu Flimmerzelle – im mittleren Bereich der unteren Nasenmuschel normalerweise etwa 1:4 – deutlich zugunsten der schleimproduzierenden Reihe verschoben. Die durch unterschiedliche Faktoren zur Schleimproduktion angeregten Zellen sind durch große Sekrettropfen aufgetrieben und befinden sich vielfach gerade im Stadium der Sekretion. Sie weisen ähnlich den Flimmerzellen Kernveränderungen auf, die auf Aktivität oder Degeneration hinweisen. Bei chronischer Alteration der Nasenschleimhaut geht die protektive Funktion der Hypersekretion (katarrhalisches Stadium) in dem Augenblick verloren, in dem eine gestörte Sekretbildung und erschwerte Schleimsekretion (*Dyskrinie*), z. B. im Rahmen einer Epithelhyperplasie, in eine Beeinträchtigung der mukoziliaren Clearance einmündet. Im Nasenabstrich findet man durch große Schleimvakuolen stark aufgetriebene (Abb. 32 b), teilweise aufgelöste Becherzellen (nackte Kerne), als Hinweis eines holokrinen (normal = apokrin) Sekretionstyps. Klinisches Korrelat der Dyskrinie ist die Produktion eines zähen Schleims.

## Basalzellhyperplasie

Die Vermehrung der Basalzellen stellt eine unspezifische Reaktion auf akute und chronische Irritationen der Nasenschleimhaut dar und charakterisiert die *protektive* bzw. *regenerative* Funktion der Reservezellen. Die Verbreiterung der normalerweise einlagigen Basalzellschicht geht meist mit einer Vermehrung der Intermediär- und Becherzellen, im chronischen Krankheitsstadium einer Zunahme basaloider Zellen oder Plattenepithelien einher. Gerade in frühen Krankheitsphasen findet man jedoch nicht selten bei Vorliegen einer Basalzellhyperplasie an der Schleimhautoberfläche eine regelrecht aufgebaute Epithellage. Im zytologischen Präparat erkennt man eine *Basalzellhyperplasie* (Abb. 33 a) an der Vielzahl haufenförmig gelagerter Basalzellen sowie an einer Vermehrung zytoplasmareicherer Übergangsformen in der Entwicklungsreihe zu Flimmer-, Becherzellen und Plattenepithelien (Intermediärzellen). Bei akuten toxischen und chronischen Entzündungen der Nasenschleimhaut findet man im Rahmen der starken Proliferationsaktivität neben einer Vermehrung (Hyperplasie) häufig eine „Unruhe" der Basalzellreihe (*Basalzellmetaplasie*) (Abb. 33 b). Kennzeichen hierfür sind Kernveränderungen, wie eine Zunahme der Kern-Zytoplasma-Relation, Verdickung der Kernmembran, Hyperchromasie, mehrere Nukleoli sowie ein insgesamt basophileres Zytoplasma. Zusätzlich liegt eine Erhöhung des Mitoseindex vor. Bei Normalpersonen befinden sich nur etwa 1 % der Basalzellen des respiratorischen Epithels im Stadium der Teilung.

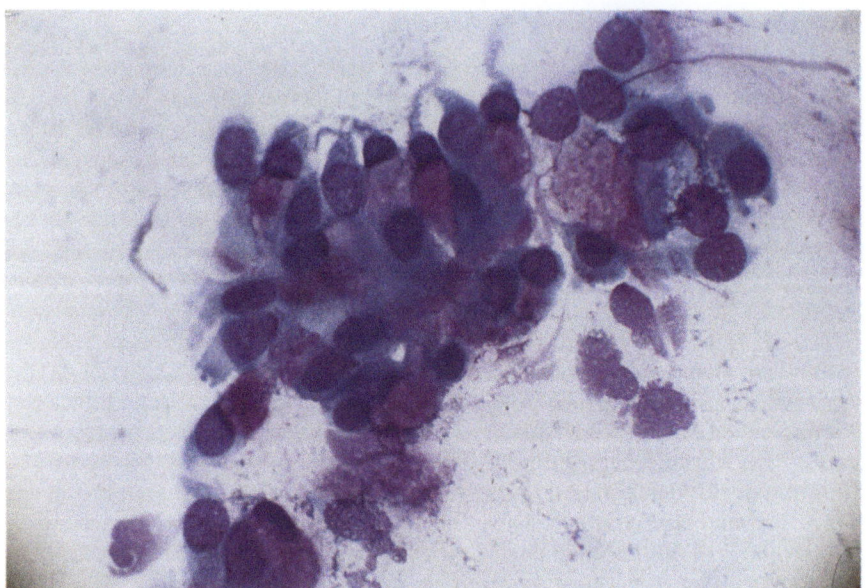

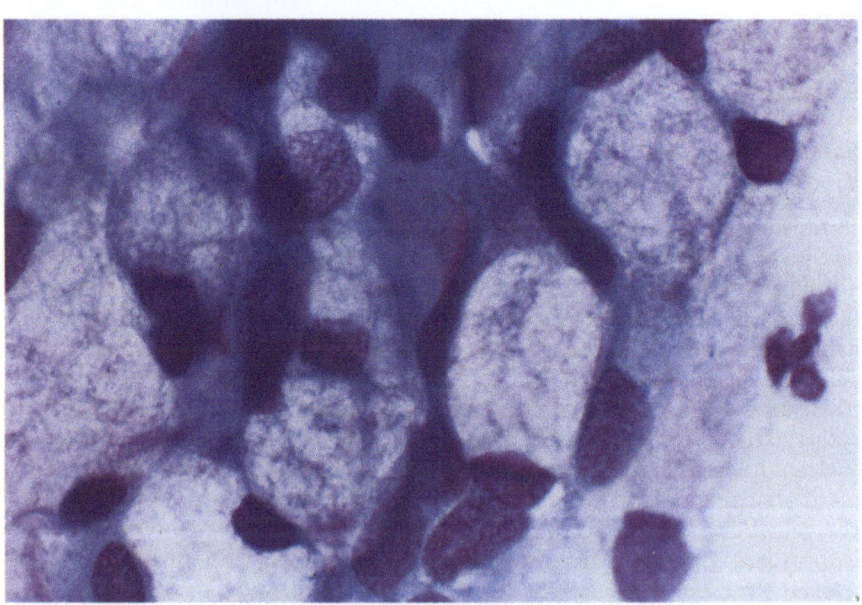

**Abb. 32. a** Becherzellhyperplasie eines Pollenallergikers während der Exposition. **b** Stark aufgetriebene Becherzellen als Zeichen der Dyskrinie bei Patienten mit Privinismus. (Pappenheim, **a** Vergr. 400:1, **b** Vergr. 1000:1)

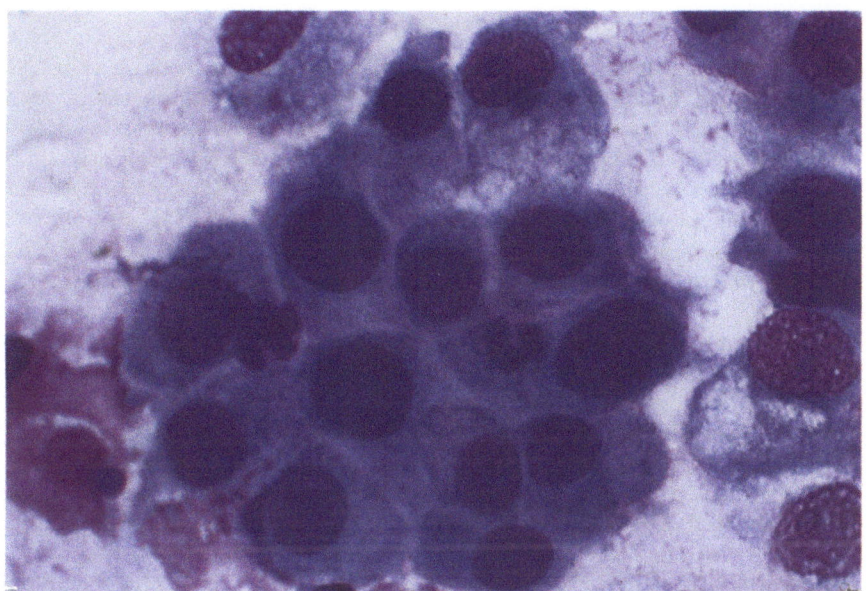

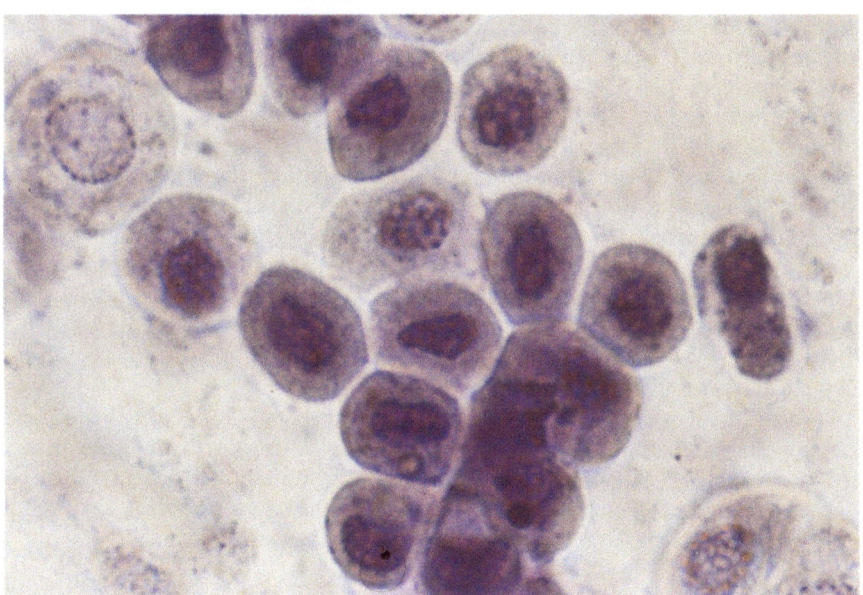

**Abb. 33. a** Vermehrung typischerweise in Haufen gelagerter Basalzellen (Basalzellhyperplasie) bei chronisch rezidivierender infektiöser Rhinitis. **b** Basalzellmetaplasie gekennzeichnet durch Kernveränderungen, wie Hyperchromasie und Nukleolenbildung, bei toxischer Rhinitis. (a Pappenheim, Vergr. 1000:1, b Testsimplet, Vergr. 1000:1)

### Kuboide Metaplasie, Plattenepithelmetaplasie

Kuboide Metaplasie und Plattenepithelmetaplasie stellen Umbauformen der Nasenschleimhaut dar, die bei chronischer Schädigung das normalerweise im mittleren Bereich der Nasenhaupthöhle vorhandene Flimmerepithel ersetzen (*Metaplasie*: Ersatz einer Zellgruppe durch eine anders differenzierte Zellart).

Die *kuboide Metaplasie* ist dadurch charakterisiert, daß kubische, basaloide Zellen ausgehend von den tieferen Epithelschichten das hochprismatische Flimmerepithel verdrängen und zu einer Abflachung des Epithels führen. Als *Plattenepithelmetaplasie* wird die Umwandlung des respiratorischen Flimmerepithels in nicht verhorntes, im Extremfall verhorntes mehrschichtiges Plattenepithel bezeichnet (Abb. 34a). Plattenepithelien fehlen im zentralen Bereich der Pars respiratoria der Nasenschleimhaut und sind bei Normalpersonen nur im vorderen Anteil der unteren und mittleren Muschel zu beobachten. Bei chronischer Schleimhautschädigung, z. B. Nikotinabusus, diversen anderen Inhalationsnoxen, Privinismus, Vitamin-A-Mangel, Bestrahlung und chronisch mechanischer Schädigung, ist diese Zellgruppe jedoch häufig ubiquitär zu finden. Die Plattenepithelmetaplasie geht meist mit einer Basalzellhyperplasie einher und gilt als Maß der Chronizität einer Schleimhautschädigung. Vorstufen *reifer Plattenepithelien* stellen sog. *basaloide Zellen* (basalzellähnliches Aussehen) dar. Sie werden teilweise auch als „*Epidermoide*" bezeichnet und entsprechen *unreifen Plattenepithelien* (Abb. 34b). Letztlich unbewiesen ist, ob der Plattenepithelmetaplasie immer eine Basalzellhyperplasie vorausgeht.

Wenngleich die Plattenepithelmetaplasie als Reparaturmechanismus des Flimmerepithels zum Schutz vor chronisch physikalischen, chemischen oder entzündlichen Irritationen zu verstehen ist, muß infolge der funktionslosen Schleimhaut aus dieser *Defektheilung* die Entstehung eines Circulus vitiosus befürchtet werden, der zur Ausbildung einer chronisch atrophischen Rhinitis führt. Die metaplastische Schleimhaut verliert Becherzellen, wird undurchlässig und verhindert somit eine Anfeuchtung durch Transsudation aus subepithelialen Gefäßen. Eine Erholung des Epithels ist nach Beseitigung der auslösenden Noxe (z. B. Nikotin) und konsequenter Schleimhautpflege nach Jahren möglich. Bei Fortdauer der Schleimhautschädigung drohen allerdings Dysplasie und maligne Entartung.

Findet man im zytologischen Präparat verhorntes Plattenepithel mit Hornschüppchen in Kombination mit dysplastischen Zellen, liegt eine *echte präkanzeröse Leukoplakie* (Leukoplakie: Sammelbegriff für weißliche Schleimhautverfärbung) vor, im Gegensatz zur *harmlosen leukoplakischen Verdickung* bei Plattenepithelmetaplasie mit Hornbildung ohne Dysplasie.

### Epithelhyperplasie

Die Epithelhyperplasie ist Folge einer Irritation der Nasenschleimhaut und im Gegensatz zur Hypertrophie der aktivierten Zelle durch echte Vermehrung bestimmter Zellgruppen charakterisiert. Unter den anfänglich meist fokal ausgeprägten Epithelveränderungen unterscheidet man die Zylinderzellhyperplasie, bei der die Becher- und Basalzellvermehrung im Vordergrund steht, und die Plattenepithelmetaplasie, die ähnlich der kuboiden Metaplasie häufig im chronischen Stadium einer Schleimhautschädigung anzutreffen ist. Zytologisch findet

Richtlinien zur Interpretation eines zytologischen Befunds | 63

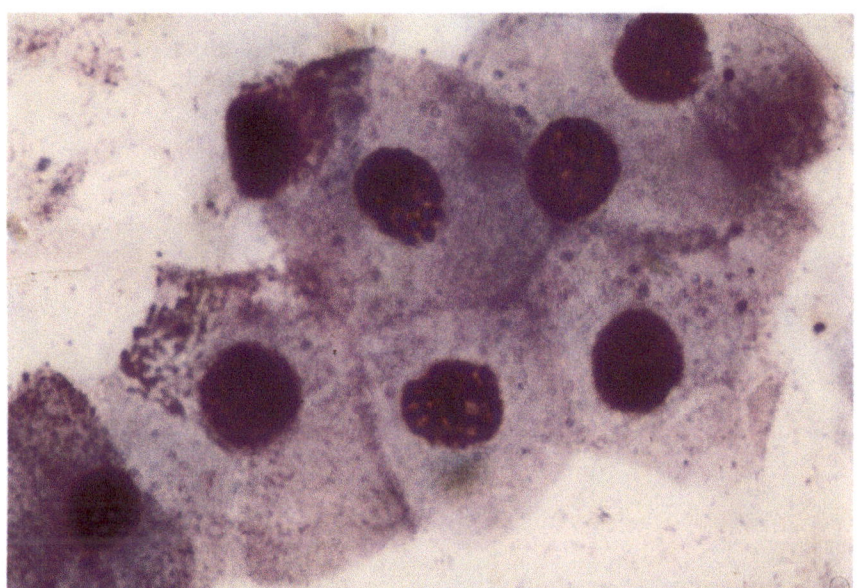

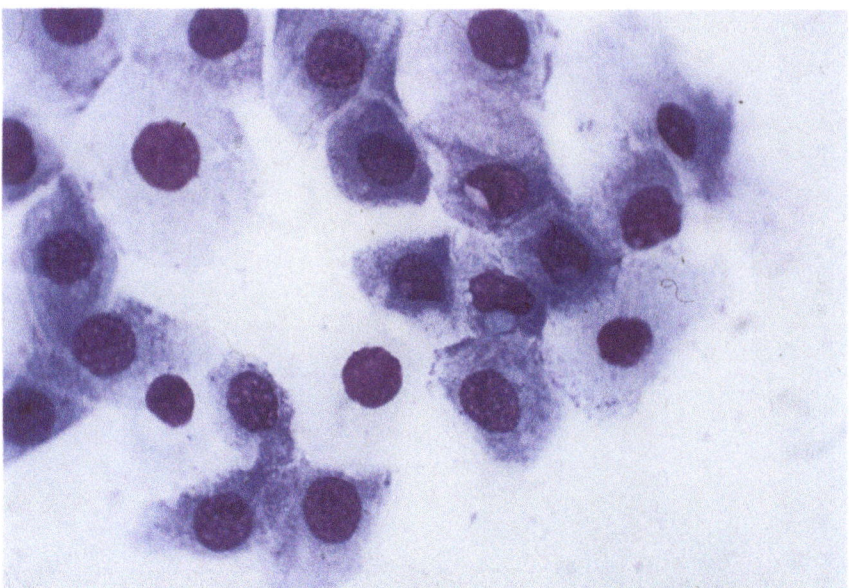

**Abb. 34. a** Ausgeprägte Plattenepithelmetaplasie mit typischerweise polygonalen, teilweise gefalteten Plattenepithelien bei chronischem Nikotinabusus. **b** Vermehrung unreifer Plattenepithelien (basaloide Zellen) als frühe Form einer Plattenepithelmetaplasie. (Pappenheim, **a** Vergr. 1000:1, **b** Vergr. 600:1)

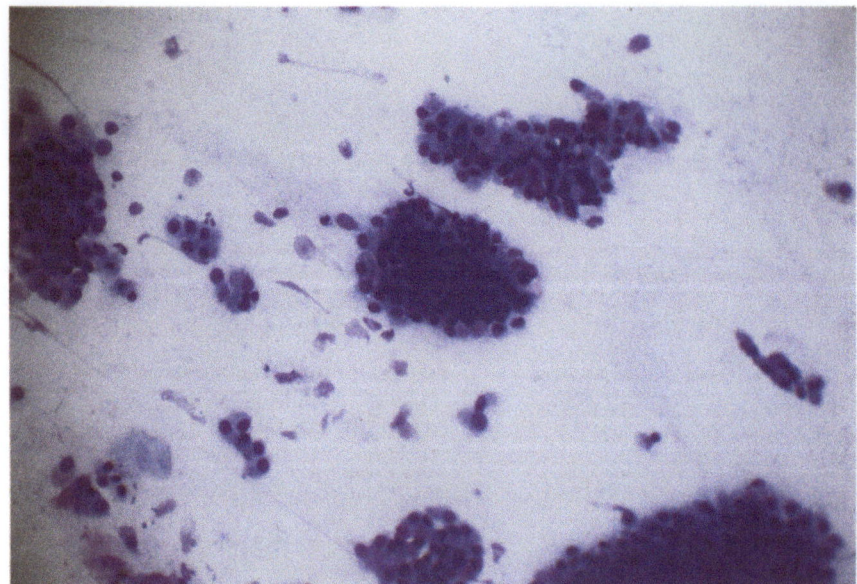

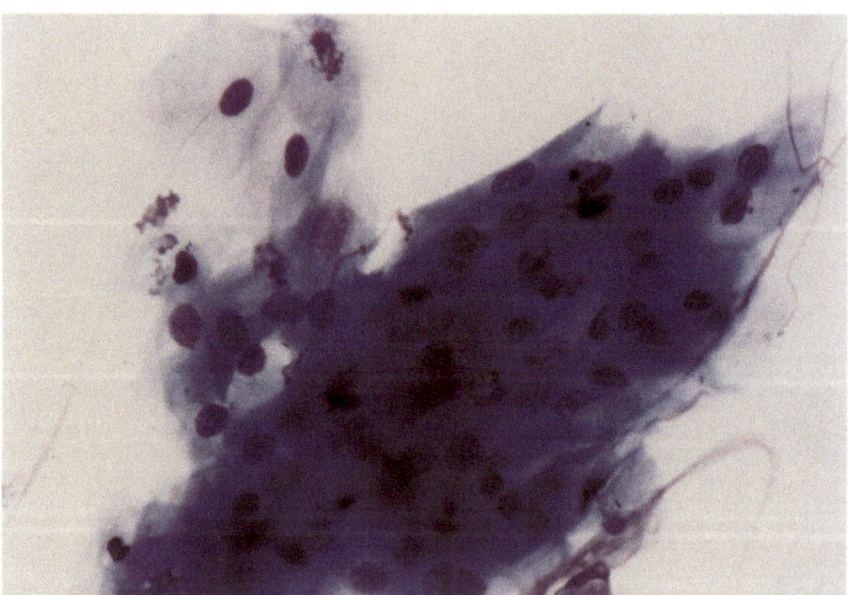

**Abb. 35. a** Epithelhyperplasie (Becher-, Basalzellhyperplasie): Zellreicher Ausstrich mit teils haufen-, teils palisadenförmig angeordneten Epithelien. **b** Epithelhyperplasie (Plattenepithelmetaplasie): Schichtförmig angeordnete kernhaltige Plattenepithelien. (Pappenheim, **a** Vergr. 100:1, **b** Vergr. 600:1)

man bei Vorliegen einer *Zylinderzellhyperplasie* haufen- oder palisadenförmig (Abb. 35 a), bei Vorliegen einer *Plattenepithelmetaplasie* schichtförmig angeordnete Zellkomplexe (Abb. 35 b). Vielfach vermehrt sind neben den genannten Zellgruppen Intermediärzellen, d. h. Zwischenformen in der Entwicklungsreihe zu Flimmer-, Becherzellen und Plattenepithelien.

Klinisch eher selten anzutreffen ist das Gegenstück zur Hyperplasie, die *chronisch atrophische Entzündung* (s. Abschn. Atrophische Rhinitis, S. 92).

## Dysplasie

Dysplasien werden, abgesehen von speziellen beruflichen Schadstoffbelastungen (z. B. Holz-, Metallstäube, Lösungsmittel), im zytologischen Präparat der Nasenschleimhaut selten angetroffen. Man erkennt sie an Veränderungen der Zellstruktur, wie Kernpolymorphie, Mehrkernigkeit, Hyperchromasie und Vergrößerung der Kerne, Vergröberung der Chromatinstruktur, Vermehrung regelrechter Mitoseformen und Verschiebung der Kern-Zytoplasma-Relation. Die unterschiedliche Ausprägung der genannten Veränderungen bestimmt den Schweregrad der Dysplasie. Sind im zytologischen Präparat neben schweren Dyskaryosen atypische, undifferenzierte Zellen zu beobachten, ist von einem Übergang in ein Malignom auszugehen (Abb. 36 a, b).

## Malignität

Zytologisches Kennzeichen einer Malignitätsdiagnose (Anaplasiezeichen) ist neben dem bereits in der Übersicht auffälligen Zellreichtum das polymorphe Zellbild, resultierend aus unregelmäßig konfigurierten, polychromatischen Zellen mit hohem Kern-, Zytoplasmaverhältnis. Die Kerne zeigen eine vergrößerte, unregelmäßige Chromatinstruktur, erscheinen hyperchrom, polymorph sowie teilweise pyknotisch und besitzen meist mehrfache, vergrößerte Nukleoli. Charakteristisch für die maligne Entartung ist das Vorliegen zahlreicher atypischer Mitosen mit Verlagerung von Chromosomenmaterial (z. B. Triasterbildung: 3 Pole, Aneuploidie: abnorme Zahl von Chromosomen). Bei invasiven Karzinomen findet man häufig Erythrozyten, massiv Zelldetritus sowie eine ausgeprägte entzündliche Begleitreaktion. In Abhängigkeit der verschiedenen Differenzierungen der *atypischen Zellen* ist eine weitere Tumorklassifikation möglich (z. B. Plattenepithel-, Adenokarzinom, Abb. 36 a, b).

**Merke:**

- Entscheidend für das Stellen der Diagnose Dysplasie oder maligne Entartung ist das Urteil eines erfahrenen Zytopathologen!
- Die zytologischen Diagnosen Dysplasie und Malignität sind durch das histologische Ergebnis einer *Probeexzision* zu bestätigen!

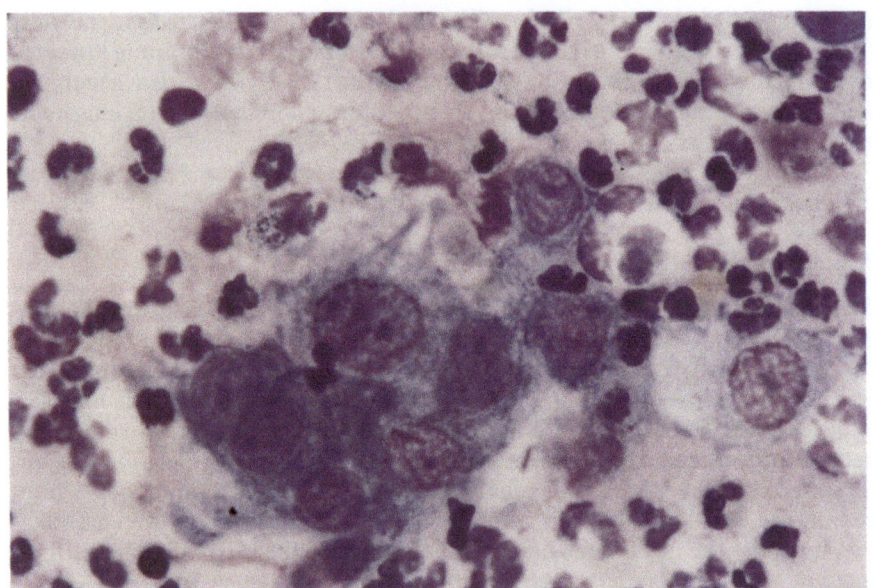

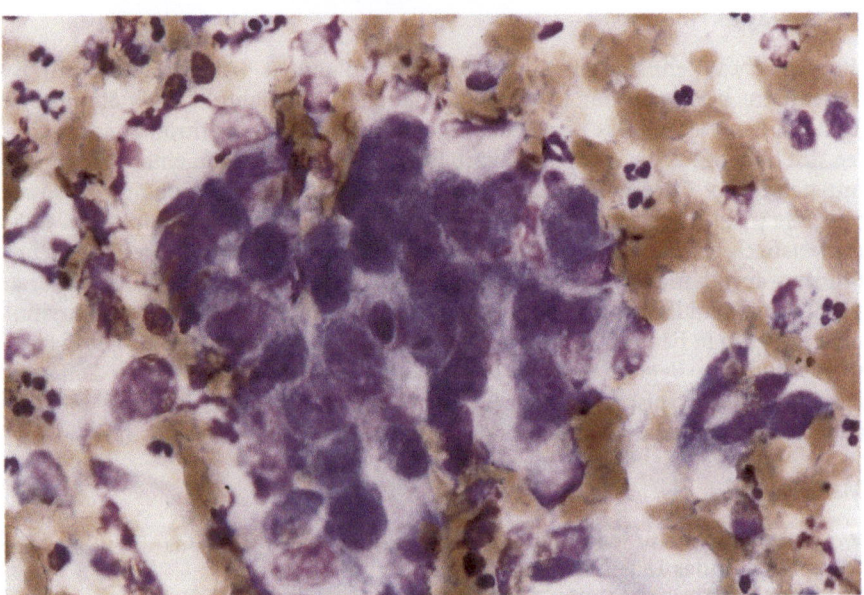

**Abb. 36 a, b.** Karzinome im zytologischen Präparat der Nasenschleimhaut: **a** Adenokarzinom (56jähriger Büroangestellter): solide aufgebaute Zellgruppen, charakterisiert durch mittelgroße atypische Zellen mit exzentrischer Kernlage, Nukleolenvermehrung, unregelmäßigem teilweise verdichtetem Chromatin, vakuolisiertem Zytoplasma. **b** Plattenepithelkarzinom (41jährige Photolaborantin): Tumorzellkomplexe eines histologisch gesicherten, niedrig differenzierten Plattenepithelkarzinoms. Atypische Zellen mit deutlicher Kernhyperchromasie, Nukleolenvermehrung, teilweise unscharfen Zytoplasmastrukturen, daneben Erythrozyten. (Pappenheim, Vergr. **a** 1000:1, **b** 600:1)

## 1.4.3 Zellvermittelte Immunabwehr

Abgesehen von *neutrophilen Granulozyten*, die auch bei Normalpersonen das leukozytäre Zellbild beherrschen (*physiologische Entzündung*), finden sich im Nasensekret nasengesunder Personen alle übrigen Immunzellen nur in geringer Zahl. Dies ändert sich freilich bei Auftreten einer Entzündungsreaktion. In diesem Zusammenhang ist von Bedeutung, daß es *bei keinem Krankheitsbild zu einem selektiven Einstrom einzelner Zellgruppen* kommt, sondern aufgrund verschiedener pathophysiologischer Wege Immunzellen lediglich unterschiedlich stark an der Entzündungsreaktion beteiligt sind. Anders ausgedrückt: *es existiert keine Immunreaktion, die für eine bestimmte Rhinitisform beweisend ist.*

Irritationen der Nasenschleimhaut führen initial zunächst zu einer Aktivierung der *schnellen, unspezifischen Abwehrkette*, die vornehmlich von *neutrophilen Granulozyten* gebildet wird und durch ihre starke Phagozytoseaktivität organische und anorganische Partikel „entsorgt". Die Zellen zeigen im zytologischen Präparat häufig Einschlußkörper und deutliche Zeichen der *Apoptose* (Zelluntergang). Beispiel für diesen Mechanismus ist die bakterielle Rhinitis, die zytologisch durch einen massiven Einstrom neutrophiler Granulozyten gekennzeichnet ist. Mit geringer Verzögerung kommt es zu einer Vermehrung von Monozyten und Makrophagen, Zellgruppen, die zur Beseitigung der Zell- und Kerntrümmer beitragen. Im Rahmen der allergischen Sofortreaktion treten zytologisch Neutrophile erst in der Spätphase (2–12 h nach Provokation) in Erscheinung.

*Monozyten* und *Makrophagen* unterstützen als zweite unspezifische Abwehrkette die neutrophile Abwehr. Durch die Fähigkeit zur Antigenpräsentation und Induktion einer spezifischen Immunantwort sind beide Zellgruppen darüber hinaus zentral in die Entzündungsreaktion eingebunden. *Lymphozyten* (Rundzellen), bekanntermaßen die Träger der zellulären und humoralen Immunantwort, sind sowohl zur unspezifischen als auch spezifischen Abwehr befähigt. Sie liegen in der Nasenschleimhaut üblicherweise in ihrer kleinen Form vor. Bei den seltener anzutreffenden großen Formen handelt es sich um Plasmazellen (Radspeichenkern), plasmozytoide Zellen sowie transformierte Lymphozyten (Virozyten). Typische Ursachen einer *lymphomonozytären Reaktion* der Nasenschleimhaut stellen der Virusinfekt und die nasale Pilzinfektion dar. Aufgrund ihrer immunregulatorischen Rolle wird eine Vermehrung der Lymphozyten aber bei nahezu allen chronisch entzündlichen Rhinitiden beobachtet (z. B. perenniale allergische Rhinitis, Polyposis nasi, toxische Schleimhautschäden, Regenerationsvorgänge). Neben der lymphomonozytären Reaktion ist bei chronisch rezidivierenden Rhinitisformen meist zusätzlich eine Vermehrung der neutrophilen Granulozyten (Phagozytose!) zu beobachten. Im Gegensatz zu chronisch unspezifischen bzw. chronisch rezidivierenden Rhinitisformen findet man in der Nase selten granulomatöse Entzündungen, die durch das Auftreten der von Makrophagen abstammenden *Epitheloidzellen* und *mehrkernigen Riesenzellen* gekennzeichnet sind.

Eine Zunahme *eosinophiler Granulozyten* in der Nasenschleimhaut (>10 % aller Leukozyten, Eosinophilennester) findet man v. a. bei Patienten mit aspirinsensitiver Rhinitis, saisonaler und perennialer allergischer Rhinitis, nicht allergischer eosinophiler Rhinitis (NARES) und Polyposis nasi (eosinophile Polypen). Weniger häufig und schwächer ausgeprägt ist die Zunahme bei Ventilationsstörungen der Nase, Tumoren, chronisch atrophischer Rhinitis und Infektionen mit Mikroorganismen (z. B. Pilze). Im Rahmen des nasalen Provokationstests mit Inhalationsallergenen ist eine Eosinophilenvermehrung in der Nasenlavage oder im Schneuzpräparat mehrere Stunden nach der Provokation beweisend für das Vorliegen einer allergischen Spätphasereaktion. Da bei der allergischen und pseudoallergischen Rhinitis eine Korrelation zwischen Eosinophilenzahl bzw. -aktivierung und Beschwerdesymptomatik besteht, ist der Grad der Eosinophilie ein Maß für die Therapie- und Verlaufskontrolle. Dabei ist zu beachten, daß lokale und systemische Glukokortikoide sowie die spezifische Immuntherapie (Pollenallergiker) eine Reduktion des Eosinophileneinstroms in die Nasenschleimhaut bewirken. Aussagen über den Aktivitätsgrad eosinophiler Granulozyten erfordern aufwendigere Verfahren (z. B. Immunzytochemie) und gelingen mit der konventionellen Zytologie nur bedingt, zumal die als aktiviert anzusehenden hypodensen Eosinophilen auch Frühformen in der Entwicklungsreihe entsprechen können.

*Metachromaten (Mastzellen, basophile Granulozyten)* sind in unterschiedlicher Ausprägung an allen Entzündungsreaktionen beteiligt und können spezifisch (Brückenbindung zweier benachbarter IgE-Moleküle) oder unspezifisch (z. B. Komplementfaktoren, Bakterienbestandteile, Pharmaka, physikalische Reize) aktiviert werden. Allgemein bekannt ist ihre Rolle bei der Parasiten- und Tumorabwehr sowie bei Regenerationsvorgängen. Im zytologischen Präparat

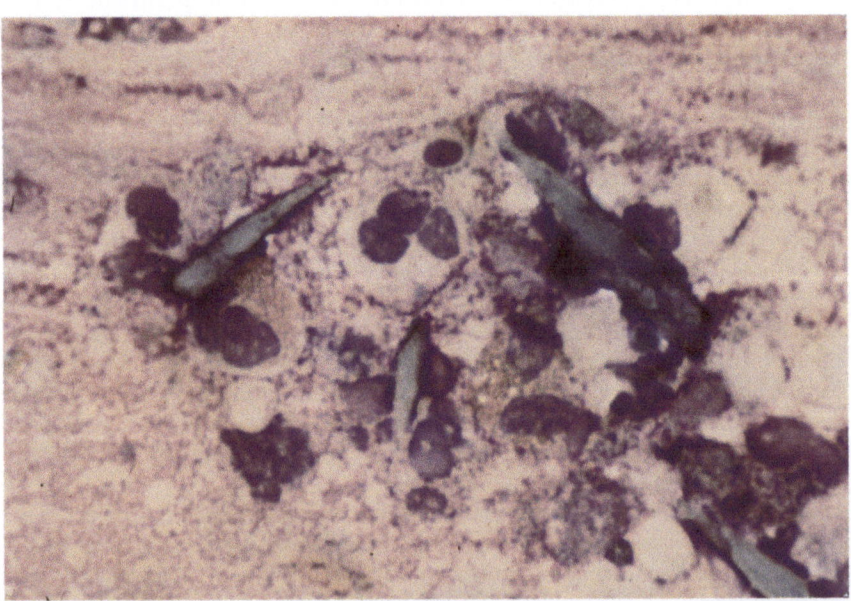

a

**Abb. 37 a–c.** Kristalle im zytologischen Präparat der Nasenschleimhaut: **a** Charcot-Leyden-Kristalle und eosinophile Granulozyten. **b** Opaque bodies (undurchsichtige Körper) bei starkem Zellzerfall. **c** kalziumhaltige Kristalle. (a Pappenheim, Vergr. 1000:1, b Testsimplet, Vergr. 1000:1, c Pappenheim, Vergr. 400:1)

# Richtlinien zur Interpretation eines zytologischen Befunds

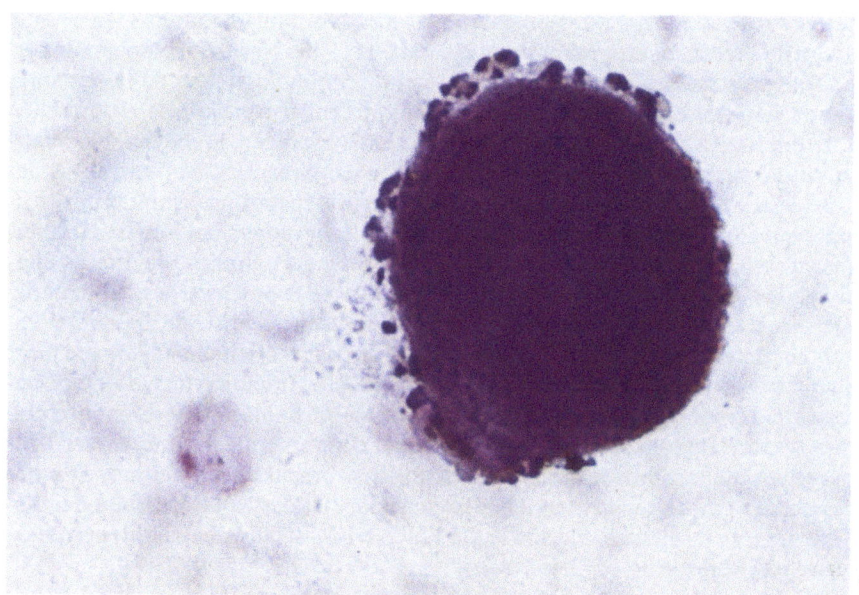

b

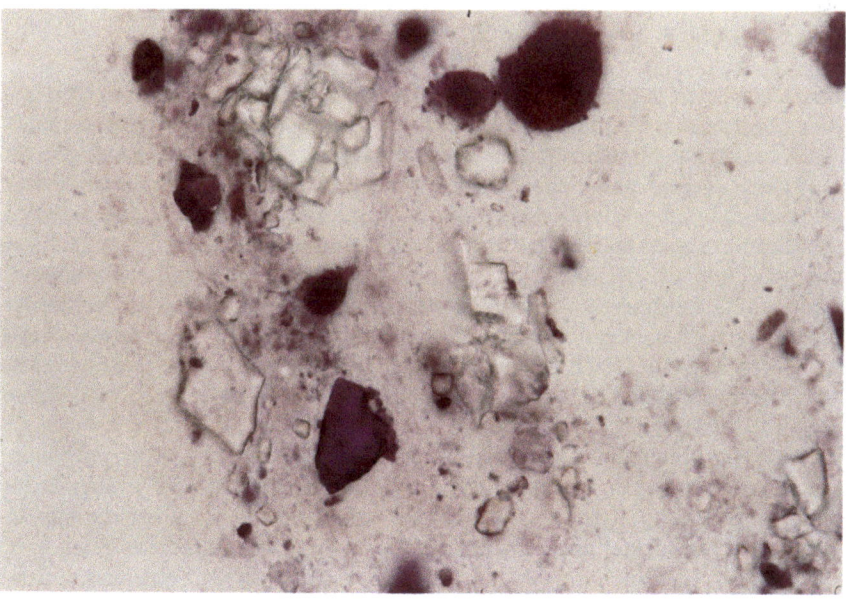

c

der Nasenschleimhaut werden Mastzellen und basophile Granulozyten – eine adäquate Fixierung und Färbung vorausgesetzt – bei Normalpersonen nur vereinzelt angetroffen (s. Abschn. 1.3.2). Ihrer immunologischen Rolle entsprechend sind sie bei einer Vielzahl von Rhinitiden, beispielsweise chronischen Entzündungen, Bestrahlung und Regenerationsvorgängen, vermehrt. Bei Ventilationsstörungen der Nase (z. B. Polyposis nasi, Nasentumore) korreliert der Anstieg der Metachromaten mit dem Grad der Nasenatmungsbehinderung. Klinisch eindrucksvoll ist die Vermehrung beider Zellgruppen bei Inhalationsallergikern während der Expositionsphase. Hier korreliert ähnlich wie bei Eosinophilen die Zahl der Metachromaten mit dem Grad der Beschwerdesymptomatik. Der Nachweis IgE-positiver oder aktivierter metachromatischer Zellen bei Patienten mit allergischer Rhinitis ist mit Hilfe der konventionellen Zytologie nicht möglich und erfordert andere Techniken (z. B. RIA, Immunzytochemie). Insbesondere dürfen degranulierte, geplatzte Formen nicht als aktiviert fehlinterpretiert werden (möglicher Fixierungsartefakt). Die von einigen Autoren bei Nahrungsmittelallergikern während der Exposition beschriebene Vermehrung von Mastzellen gilt als umstritten. Ebenso ungeklärt ist das Krankheitsbild der isolierten nasalen Mastozytose sowie die Rolle der Mastzellen bei der hyperreflektorischen Rhinitis.

### 1.4.4 Kristalle, Sekretveränderungen

Kristalle werden in nahezu allen zytologischen Präparaten angetroffen und sind nur in bestimmter Form und Häufigkeit von diagnostischem Interesse. Sie resultieren meist aus einer gestörten Schleimzusammensetzung oder zellulären Abbauprodukten und sind vielfach schwer von Pilzen und Artefakten abzugrenzen.

Ähnlich wie bei allergischem Asthma, myeloischer Leukämie und Parasitosen kommt es auch in der Nase bei Vorliegen einer *Eosinophilie* zur Ausprägung von sog. *Charcot-Leyden-Kristallen* (Abb. 37 a). Durch Zellzerfall aus eosinophilen Granula freigesetzte Metallionen (insbesondere Zink) bilden Kristallisationskerne und erzeugen mit Lysophospholipase die typischen farblosen, bipyramidalen Kristalle. Nach Untersuchungen von ACKERMAN et al. (1982) resultieren Charcot-Leyden-Kristalle nicht nur aus Abbauprodukten eosinophiler, sondern auch basophiler Granulozyten.

Auf dem Boden einer schweren Entzündung mit *starkem Zellzerfall* kommt es häufig zur Kalzifizierung von Zelltrümmern in Form irregulär konfigurierter, tief purpurfarbener Kristalle. Gelegentlich werden runde, stark eosinophile Ablagerungen beobachtet, die man als sog. „opaque bodies" bezeichnet (Abb. 37 b). Unspezifisch und auch bei Normalpersonen vorhanden sind semitransparente kalziumhaltige Kristalle die typische Formen besitzen (z. B. Rosette, Briefkuvert, Raute) (Abb. 37 c). Von den genannten Formen leicht abgrenzen lassen sich *Stärkekristalle*, die artefiziell, z. B. durch Handschuhpuder, entstehen (Abb. 41b).

Neben Kristallbildungen ist bei der Beurteilung eines Nasenabstrichs auch auf die *Sekretbeschaffenheit* zu achten. Während bei Normalpersonen der Schleim im Nasenabstrich wolkig bis faserig erscheint (Abb. 38 a), sind bei Vorliegen einer chronischen Entzündung mit klinisch zähem Schleim oft reichlich amorphe, eingedickte Schleimstraßen zu beobachten, die aufgrund ihrer spiralähnlichen Form teilweise an die bei Asthmapatienten in den kleinen Bronchiolen entstehenden Curschmann-Spiralen erinnern (Abb. 38 b). Im Unterschied hierzu findet man bei atrophischen Rhinitiden und Plattenepithelmetaplasien meist nur wenige Schleimfäden, die mit Bakterien und degenerativ veränderten Leukozyten durchsetzt sind (Abb. 38 c). Das häufig zu beobachtende *Farnkrautphänomen* (Abb. 38 d) basiert offenbar auf einem verminderten Proteingehalt sowie einem gestörten Natrium-Kalium-Verhältnis des Nasensekrets und ist als *unspezifisches Zeichen einer chronischen Rhinitis* zu werten.

Die Farbe des Nasenschleims ist im zytologischen Präparat von untergeordneter Bedeutung, da die pH-Veränderungen des pathologischen Sekrets durch Ausstrichtechnik, Fixierverfahren, Färbe- und Spüllösung verfälscht werden. Nur grob orientierend gilt, daß der Schleim bei Normalpersonen eher basophil, bei Patienten mit chronischer Rhinitis eher eosinophil (vermehrter Proteinanteil) ist. Weniger durch die Farbe als den unterschiedlichen Gehalt an Immunzellen können im zytologischen Präparat *infektbedingter Eiter* (neutrophile Granulozyten) und *Eosinophileneiter* differenziert werden. Im nativen Zustand ist Eosinophileneiter aufgrund seines vermehrten Proteingehalts gelb und gelatinös, infektbedingter Eiter durch das aus untergegangenen Leukozyten freigesetzte Enzym Verdoperoxidase eher grün und rahmig.

Von Schleim- und Sekretveränderungen abzugrenzen sind Artefakte (s. Abschn. 1.4.6).

## 1.4.5 Mikroorganismen

### Bakterien

Bakterien kommen bei Erwachsenen spärlich, bei Kindern vermehrt in jedem zytologischen Präparat vor und repräsentieren die *natürliche Flora der Nasenschleimhaut*. In erster Linie sind dies Staphylococcus epidermidis, Staphylococcus aureus, Korynebakterien, Neisserien, Hämophilus influenzae, Pneumokokken, $\alpha$-hämolysierende Streptokokken und Anaerobier, wie Propionibacterium acnes und Veillonella. Da Bakterien weniger an Flimmerzellen als vielmehr an Plattenepithelien haften, weisen Vestibulum nasi und Nasenrachen eine höhere Keimbesiedelung auf. Zusätzlich besteht zwischen den verschiedenen Nasenabschnitten eine gewichtete Bakterienverteilung. Korynebakterien, Neisserien und Staphylococcus aureus sind vermehrt im vorderen, Streptococcus pneumoniae und Haemophilus influenzae im hinteren Anteil der Nase, speziell bei Kindern, nachweisbar. Zytologisch lassen sich die durchschnittlich 1–3 μm großen Bakterien lediglich nach Form und Anordnung bei starker Vergrößerung (1 000:1) differenzieren (Abb. 39). Nach der Morphologie unterscheidet man kugel- (Kokken), stäbchen- und spiralförmige Formen, wobei letztere Gruppe (Spirillen, Spirochaeten) bei der Beurteilung eines Nasenabstrichs zu vernachlässigen ist. Am *häufigsten* werden *runde bis ovale Kokken* beobachtet, die einzeln oder in Haufen (Staphylokokken), in Ketten (Streptokokken) und Zweiergruppen mit (Pneumokokken) und ohne Kapselbildung (Neisserien) anzutreffen sind. Stäbchen, beispielsweise anaerobe Propionibakterien, weisen teilweise eine erhebliche Pleomorphie auf und können in gerader (z. B. Klebsiellen), kokkoider (z. B.

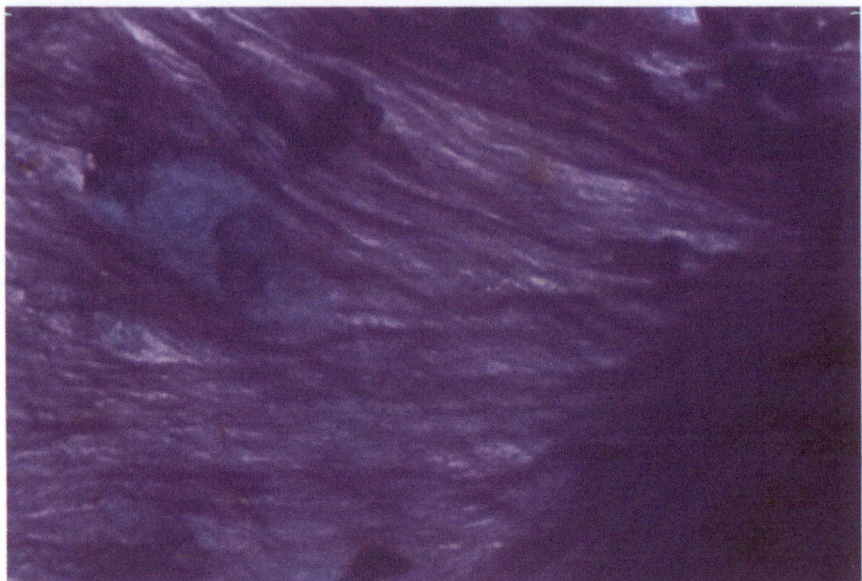

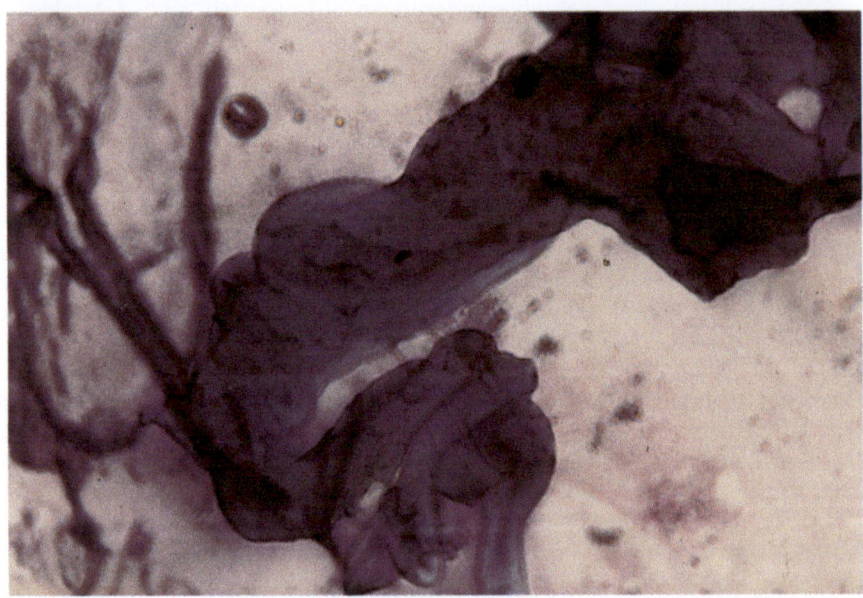

**Abb. 38 a–d.** Sekretbeschaffenheit im zytologischen Präparat der Nasenschleimhaut: **a** reichlich Schleim bei Normalperson; **b** ähnlich den Curschmann-Spiralen gedrehter Schleim (Privinismus); **c** dünne Schleimfäden mit vereinzelten Bakterien (atrophische Rhinitis); **d** Farnkrautphänomen (chronisch unspezifische Rhinitis). (a–d Pappenheim, Vergr. 1000:1)

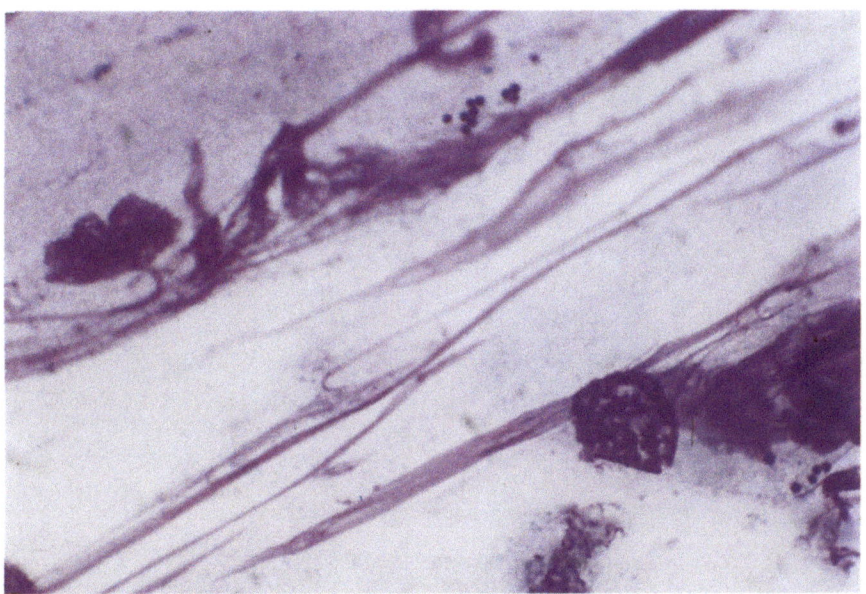
c

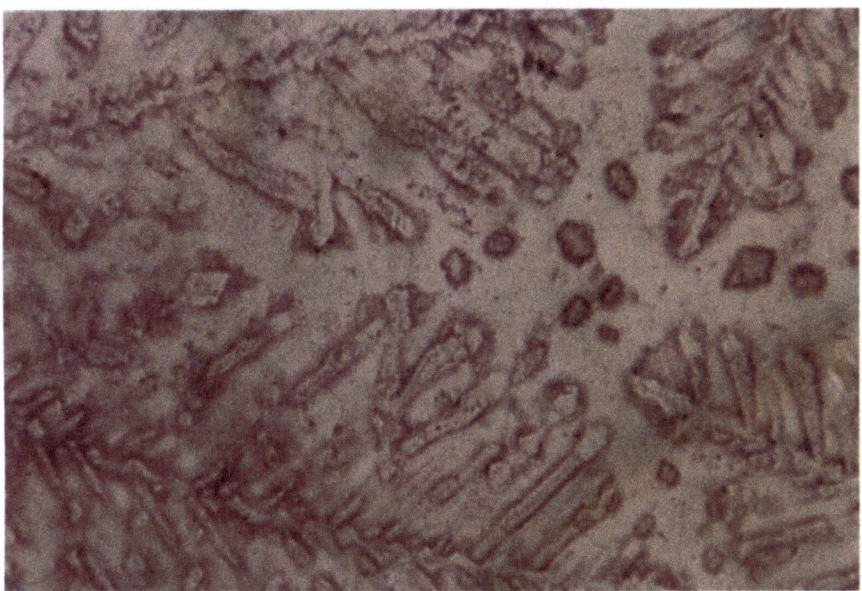
d

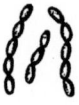 Kokken in Ketten (Streptokokken)

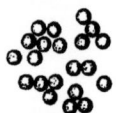 Kokken in Haufen (Staphylokokken)

 Diplokokken (Neisserien)

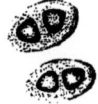 Diplokokken mit Kapsel (Pneumokokken)

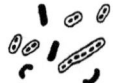 teils bekapselte, pleomorphe Stäbchen (Haemophilus influenzae), gerade Stäbchen (Klebsiellen)

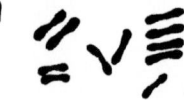 plumpe, keulen- und hantelförmige Stäbchen, oft palisadenförmig (Korynebakterien = „diphteroids")

 sporenhaltige Stäbchen (Klostridien)

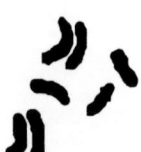 plumpe kokkoide Stäbchen oft in Diploform (Acinetobacter, Moraxella)

**Abb. 39.** Lichtmikroskopisches Bild der häufigsten im Nasenabstrich anzutreffenden Bakterien. (Nach Holt 1986; Kayser et al. 1989)

Haemophilus influenzae), keulen- bis hantelförmiger (z. B. Korynebakterien), zugespitzter (z. B. Fusobakterien) oder großer plumper Form (z. B. Klostridien) auftreten. Sie sind häufig palisadenförmig angeordnet (z. B. Korynebakterien), besitzen teilweise eine Begeißelung (z. B. Proteus) und zählen insbesondere in ihrer plumpen Form häufig zu Sporenbildnern (z. B. Klostridien). Bemerkenswert ist die Gruppe kokkoid bis plumper Stäbchen, die im zytologischen Präparat obligat intrazellulär erscheinen (Chlamydien, Rickettsien). Trotz teilweise charakteristischer „Keimbilder" gibt das *zytologische Präparat* nur eine *orientierende Aussage* über Zahl und Art der Bakterien. Eine weitere Differenzierung, z. B. von Staphylokokken in die apathogene Form „epidermidis" oder die fakultativ pathogene Form „aureus", gelingt erst durch Anlegen einer *Kultur*.

*Pilze*

*Pilzfäden (Hyphen)* oder *Sproßzellen* sind im zytologischen Präparat der Nasenschleimhaut bei Normalpersonen nur sporadisch anzutreffen, aufgrund ihrer Größe bzw. Form jedoch gut von Bakterien abgrenzbar (Tabelle 3). Meist handelt es sich um Schimmelpilze, seltener um Hefen oder andere Formen (Abb. 40). Bei allen mikroskopisch nachgewiesenen Pilzen gilt, daß ähnlich wie bei Bakterien zur genauen Differenzierung eine Kultur anzulegen ist. Schimmelpilze zeichnen sich durch teilweise verzweigte und segmentierte Hyphen aus, werden im zytologischen Präparat aber nur selten in Form eines regelrecht

**Tabelle 3.** Lichtmikroskopische Merkmale rhinologisch bedeutsamer Pilze

|  | Aspergillus | Mucor | Candida | Torulopsis |
| --- | --- | --- | --- | --- |
| Hyphen | Dünn (ca. 4 μm) | Breit (10–15 μm) | – | – |
| Septierung | + | – | – | – |
| Verzweigung | Y-förmig | Rechtwinklig | – | – |
| Sproßzellen | – | – | + | + |
| Pseudohyphen | – | – | + | – |

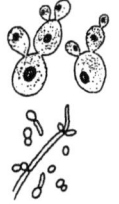

Sproß- (Hefe-)zellen (Candida, Torulopsis)

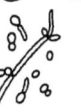

Pseudomyzel (Candida)

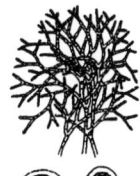

Myzel (Schimmelpilze: Aspergillus, Mucor)

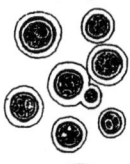

Hefeartige Zellen mit Kapsel (Cryptococcus)

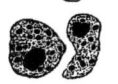

Hefeartige Zellen mit hellem Hof intraleukozytär (Histoplasma)

**Abb. 40.** Lichtmikroskopisches Bild der häufigsten Pilzarten. (Nach MÜLLER u. LOEFFLER 1982; SEELIGER u. HEYMER 1980)

aufgebauten Myzels (Geflecht aus Hyphen) mit spezifischen Sporenformen, z. B. Sporangiosporen (Mucor spp.) und Konidien (Aspergillus spp.), angetroffen. Sproßpilze sind an den typischen rund bis oval geformten Hefezellen (Durchmesser 3–5 μm) erkennbar, welche oft haufen- bzw. kettenförmig gelagert sind und die Ausbildung eines Myzels vortäuschen können (Pseudomyzel).

### 1.4.6 Artefakte

Von Schleim- und Sekretveränderungen abzugrenzen sind Artefakte, die meist auf Kontamination bzw. unsaubere Abstrich-, Fixier- und Färbetechnik (Abb. 41a) zurückzuführen sind. Ungereinigte staubbeladene Objektträger, Haare, Watteflusen, Stärkepuder (Abb. 41b) oder mit Pollen und Schimmelpilzen verunreinigte Außenluft sind nur einige Artefaktquellen, die die Auswertung eines zytologischen Präparats erschweren können. Hinzu kommen bei unsachgemäßer Aufarbeitung des Nativpräparats Lufteinschlüsse (Abb. 41c), Verunreinigungen durch Bakterien und Pilze sowie Kontaminationen mit in Färbelösungen befindlichen, abgelösten Zellen. Weitere Ursachen von Artefakten sind Medikamentenreste (z. B. Nasensalbe) und insbesondere Schnupftabak. Besitzen alle Zellen eine ähnliche Art der Degeneration, liegt der Verdacht einer verzögerten, unsachgemäßen Fixierung nahe. Ebenfalls artefaktverdächtig sind pathologische Befunde, die nicht mit der klinischen Symptomatik korrelieren, in sich widersprüchlich sind (hohe Keimbesiedelung bei fehlender Immunreaktion) oder auffällige Seitendifferenzen der Befunde.

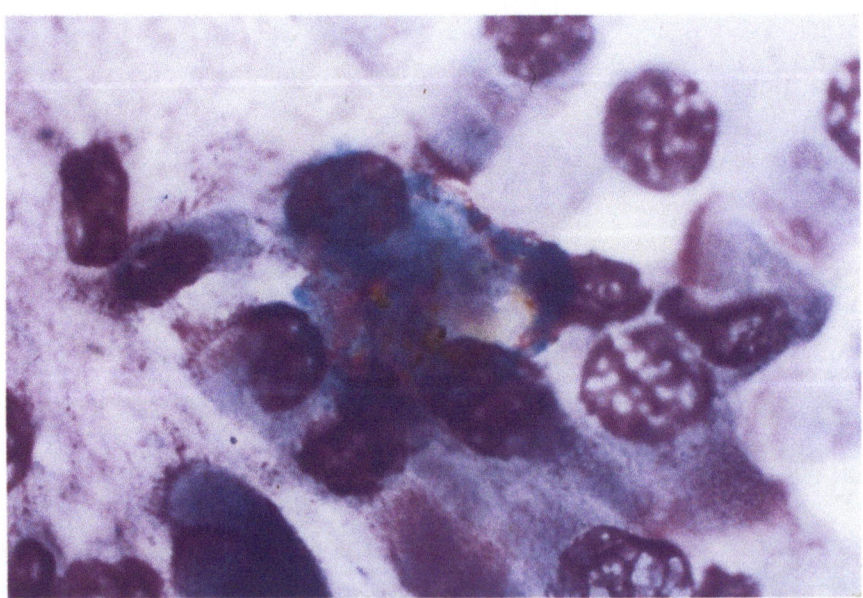

**Abb. 41a–c.** Artefakte des zytologischen Präparats: **a** Farbsprünge durch Aneinanderliegen zweier Objektträger im Färbebad; **b** Stärkekristalle durch Handschuhpuder; **c** Lufteinschlüsse. (a–c Pappenheim, Vergr. 1 000:1)

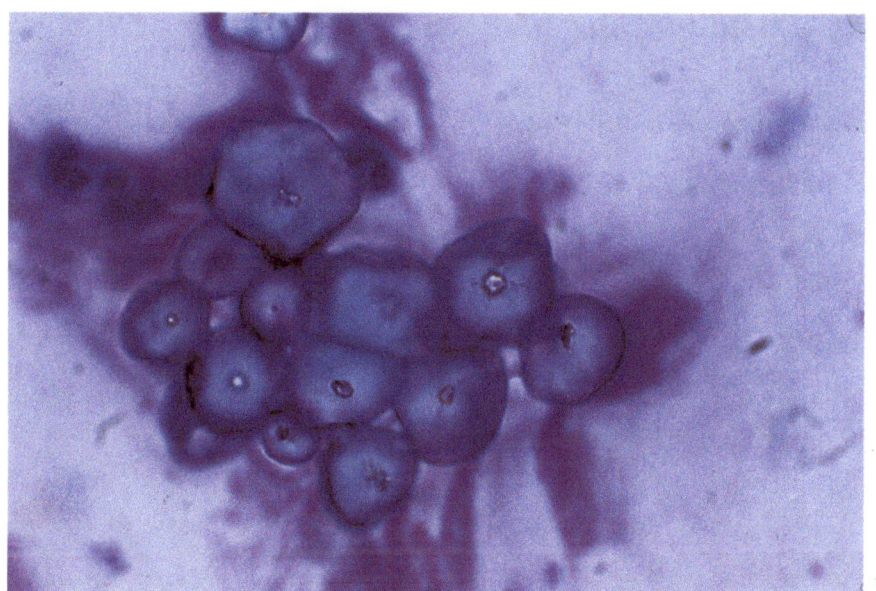
b

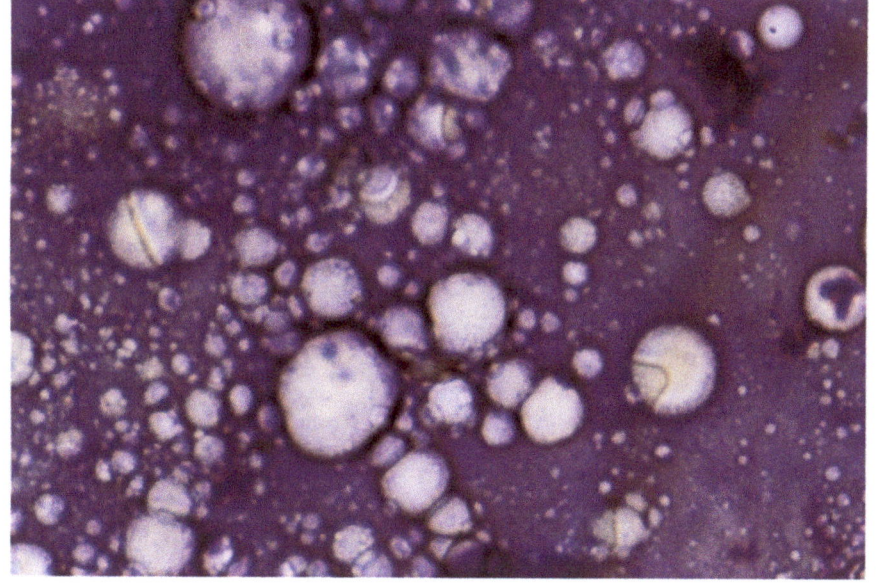
c

## 1.5 Zellbilder der häufigsten Rhinitiden

### 1.5.1 Mikrobielle Rhinitiden

*Bakterielle Rhinitis*

| | | |
|---|---|---|
| Klinik: | | meist in Kombination mit Sinusitis, selten isoliert, Superinfektion allergischer, viraler und chronischer Rhinitiden. **Cave:** nicht obligat in der Spätphase der viralen Rhinitis! |
| Bakterien: | normale Flora: | Staphylococcus epidermidis, — aureus, Streptococcus pneumoniae, $\alpha$-hämolysierende Streptokokken, Neisserien, Hämophilus influenzae, Korynebakterien, Anaerobier (Propionibacterium acnes, Peptokokken, Veillonella) etc.; |
| | pathogen: | Staphylococcus aureus, Hämophilus influenzae, Streptococcus pneumoniae, Moraxella catarrhalis (Kapselbildung gegen Phagozytose, Antitoxine), Anaerobier (v. a. bei begleitender Sinusitis) etc. Alter, Immunschwäche: gramnegative Erreger, v. a. Klebsiellen, Pseudomonas. |

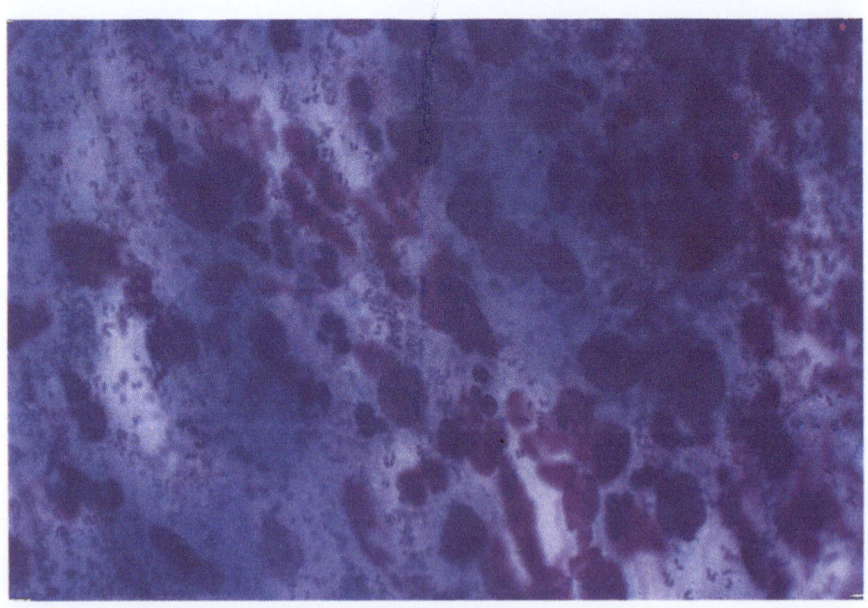

**Abb. 42 a–c.** Zytologie der bakteriellen Rhinitis: **a** Bakterienrasen, degenerativ veränderte Epithelien, leukozytenhaltiger Schleim; **b** degenerativ veränderte neutrophile Granulozyten und Epithelien; **c** neutrophile Granulozyten mit bakteriellen Einschlußkörpern. (Pappenheim, **a** Vergr. 600:1, **b, c** Vergr. 1000:1)

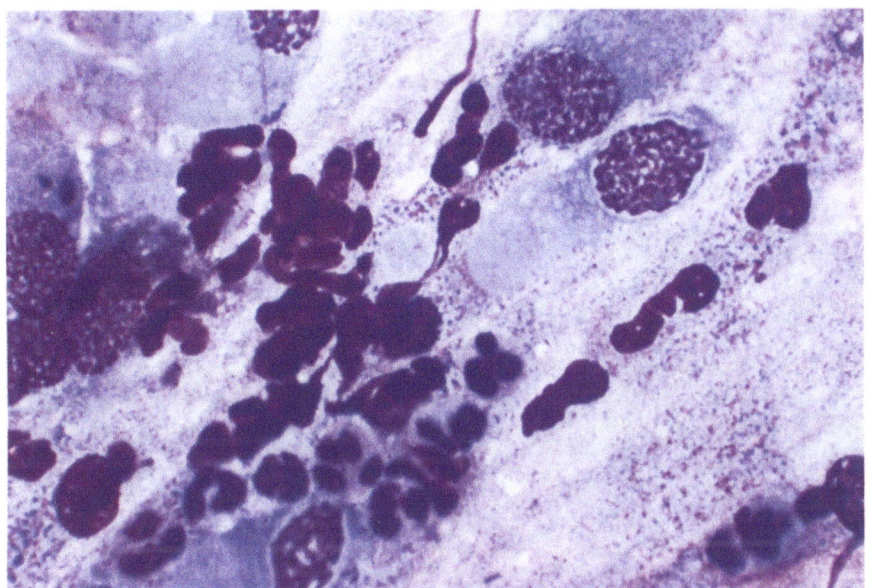

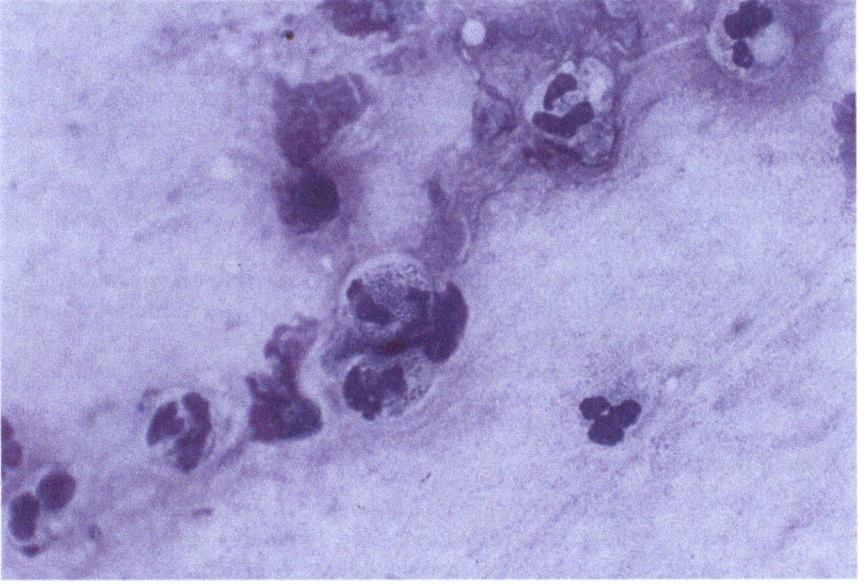

Pathophysiologie: Aktivierung der unspezifischen Abwehr mit massiver Vermehrung phagozytierender Zellen (neutrophile Granulozyten, Monozyten, Makrophagen), Stimulation der humoralen Antwort, Opsonierung mit spezifischen Antikörpern oder unspezifischen Komplementfaktoren, Elimination durch Makrophagen, zytotoxische T-Lymphozyten, Granulozyten, Komplementsystem.

*Zytologie*
- Mischkolonien von Bakterien;
- massive Vermehrung neutrophiler Granulozyten;
- Zunahme von Monozyten, Makrophagen, Plasmazellen;
- Bakterieneinschlußkörper (intraepithelial, intraleukozytär);
- verstärkte Epitheldegeneration (nackte Kerne, Zelltrümmer);
- schmutziger eosinophiler (proteinreicher) Schleim;
- gel. Erythrozyten;
- Abb. 42 a–c.

**Merke:**
- Frühstadium: viele reife segmentkernige phagozytosefreudige Neutrophile, Bakterien.
- Nach wenigen Tagen: vermehrt degenerativ veränderte Leukozyten mit teilweise aufgelöster Chromatin- und Kernstruktur und inhomogen angefärbtem Zytoplasma, Zelltrümmer (Leukozyten, Epithelien), wenig Bakterien.
- Bakterien finden sich spärlich auch bei Normalpersonen.
- Pathogenität besteht nur bei typischem Zellbild (s. oben).
- Eine sichere Differenzierung der Bakterien ist nur durch Gramfärbung und Kultur möglich.
- Vermehrt Bakterien ohne Entzündungszellen weisen auf unsaubere Abstrichtechnik (Vestibulum nasi: bakterienreich) oder Kontamination (exponentielles Wachstum binnen Stunden) hin.
- Kinder zeigen im Nasenabstrich auch bei fehlender Klinik häufig neben einer Neutrophilie eine vermehrte „natürliche" Keimbesiedelung.

*Mykotische Rhinitis*

Klinik: selten isolierte Mykose der Nasenhaupthöhle, meist kombiniert mit Pilzinfektion der Nasennebenhöhlen. Gefährdet: Diabetiker, abwehrgeschwächte Patienten.

Pilze: Vornehmlich opportunistische Infektionen mit Aspergillusarten (meist A. fumigatus) und Hefen (Candida albicans, Torulopsis glabrata), selten und gefürchtet sind Mucormykosen (Mucor, Absidia, Rhizopus). Immunschwäche (z. B. HIV-Infektion): evtl. nasale Besiedelung mit Pilzen, die zur Gruppe der Systemmykosen zählen und über die Inhalation von Sporen normalerweise primär in der Lunge zur Infektion führen (z. B. Cryptococcus, Histoplasma).

Zellbilder der häufigsten Rhinitiden | 81

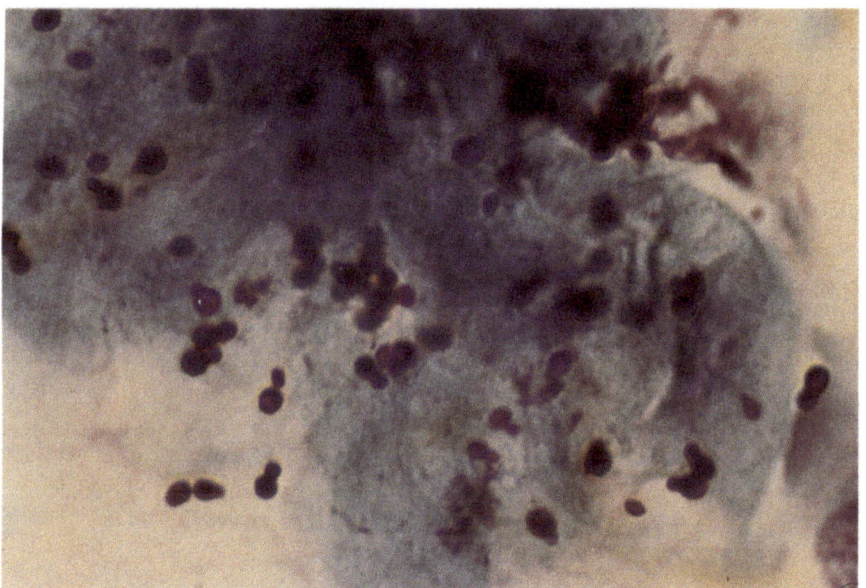

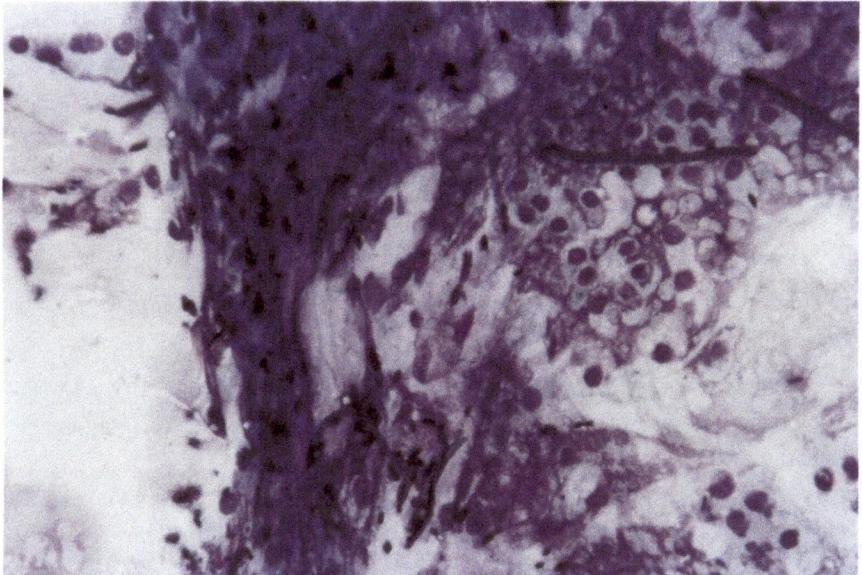

**Abb. 43 a, b.** Zytologie der mykotischen Rhinitis: **a** Hefeinfektion der Nase mit typischen Sproßzellen (kulturell Candida albicans). **b** Sporen und Hyphen bei Aspergillusinfektion. (Pappenheim, a Vergr. 800:1, b Vergr. 250:1)

Pathophysiologie: Pilze besitzen neben einigen Bakterien (Mykobakterien), Protozoen und Viren die Fähigkeit, sich nach Phagozytose intrazellulär zu vermehren, Elimination durch Aktivierung des T-Zell-Systems und Stimulation phagozytierender Zellen über Interleukine, Immunantwort häufig im Sinne einer allergischen Entzündungsreaktion (Typ I, III oder IV nach COOMBS und GELL).

> *Zytologie*
> 
> - Pilzfäden (Hyphen) oder Sproßzellen;
> - selten regelrecht aufgebautes Myzel (Geflecht aus Hyphen);
> - Vermehrung von lymphomonozytären Zellen und häufig Eosinophilen;
> - intraleukozytäre und intraepitheliale Einschlüsse;
> - schmutziger eosinophiler Schleim, oft Erythrozyten;
> - verstärkte Epitheldegeneration, Zelltrümmer;
> - Abb. 43 a, b.

**Merke:**

- Pilzelemente sind – abgesehen von Sporen – größer als Bakterien.
  Zum Vergleich: Bakterien ($\varnothing$: ca. 0,5–4 µm), Sproßzellen ($\varnothing$: ca. 3–10 µm), Hyphen (Dicke: ca. 5–15 µm), Flimmerzelle (Länge: ca. 30–40 µm).
- Pilze sind bei Normalpersonen zytologisch nur selten nachweisbar.
- Gelegentlich schwierige Abgrenzung zu Artefakten!
- Bei allen mikroskopisch nachgewiesenen Pilzinfektionen ist zur genauen Differenzierung eine Kultur anzulegen.
- Vermehrt Pilze ohne Entzündungszellen sind in erster Linie Zeichen einer Kontamination (verunreinigte Färbelösung!). Ist dies ausgeschlossen, Verdacht auf Immundefekt.

*Virale Rhinitis*

| | |
|---|---|
| Klinik: | häufigste Ursache infektiöser Rhinitiden, da Viren im Gegensatz zu Bakterien auch die intakte Nasenschleimhaut penetrieren. |
| Viren: | Rhino- (naßkaltes Wetter, Frühjahr) und Koronaviren (Winter) erzeugen weniger starke Erkältungen als RS-, Adeno- und Influenzaviren (Abb. 44). |
| Pathophysiologie: | initial zytopathischer Effekt der Viren mit Reduktion der Zilienaktivität, Störung der mukoziliaren Clearance und Schädigung des Epithelverbandes, Virusvermehrung intrazellulär, Viruselimination intrazellulär (infizierte Zellen) durch zelluläre Immunabwehr (Stimulation zytotoxischer T-Lymphozyten über Virusantigene an der Oberfläche infizierter Zellen), extrazellulär durch humorale Mechanismen (Immunglobuline, Komplementfaktoren). |

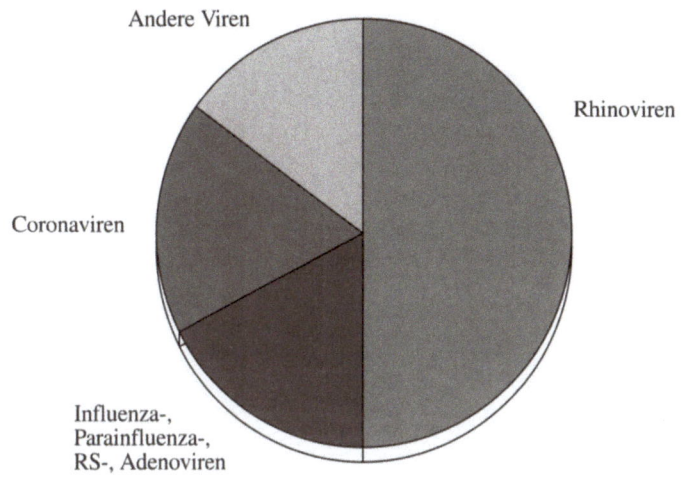

**Abb. 44.** Häufigste Erkältungsviren. (Nach REED 1981)

> *Zytologie*
> - Vermehrte Zellabschilferung (v. a. im Schneuzpräparat!);
> - Flimmerzelldegeneration (Zilienverlust, Zellverplumpung, zentrale Zytoplasmaeinschnürung, Zytolyse, Kernpyknose);
> - mehrkernige Riesenzellen;
> - Einschlußkörper mit Hofbildung in Kern und Zytoplasma;
> - Tufts (engl. Büschel, zilienhaltige kernlose Flimmerzellfragmente);
> - gel. Erythrozyten;
> - Zunahme neutrophiler Granulozyten (Phagozytose);
> - ausgeprägte lymphomonozytäre Reaktion;
> - Abb. 45 a–f.

**Merke:**

- Speziell in der Früh- (unspezifische Zellschäden ohne leukozytäre Reaktion) und Spätphase (Entzündungsreaktion, Regeneration) für Anfänger schwierige zytologische Diagnose.
- Typische Flimmerzellschäden v. a. am 2.–4. Krankheitstag.
- Ziliozytophthoria: von Papanicolaou geprägter Begriff für viral bedingte Zilien-, Zytoplasma- und Kernveränderungen.
- Eine zytologische Virusdifferenzierung nach dem jeweiligen zytopathischen Effekt ist bei der viralen Rhinitis nicht möglich.
- Masern: bereits 2–3 Tage vor Exanthemausbruch im Nasenabstrich multinukleäre Riesenzellen (bis zu 30 Kerne).
- Dauer der Schleimhautregeneration nach viralem Infekt: ca. 2–4 Wochen.

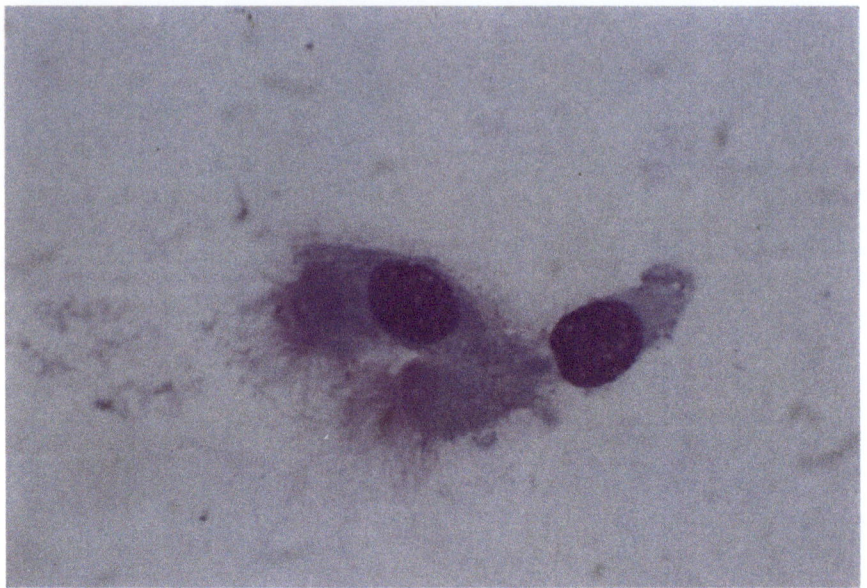

45 a

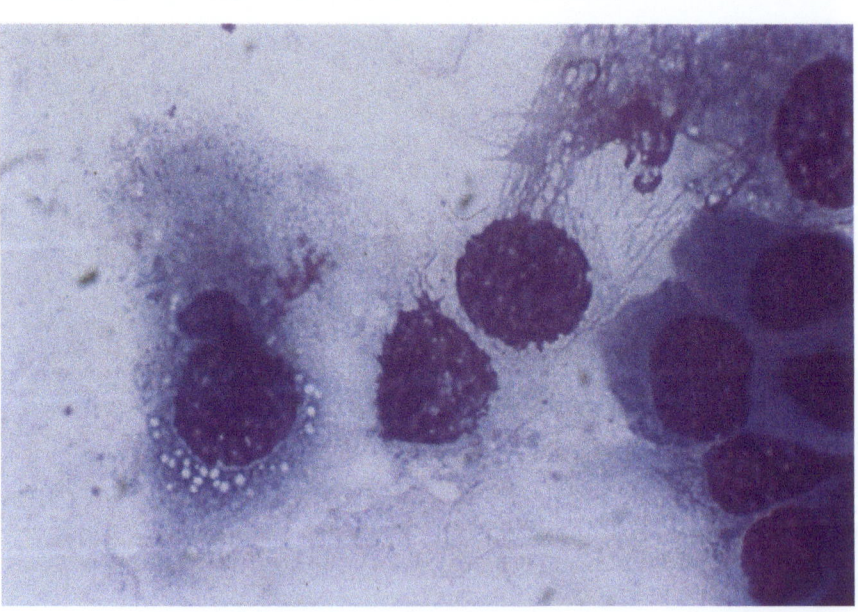

45 b

**Abb. 45 a–f.** Zytologie der viralen Rhinitis: **a** partieller Zilienverlust; **b** Vakuolisierung, Karyolyse, nackte Kerne; **c** lymphomonozytäre Infiltration, degenerativ veränderte Epithelien; **d** diffuse Vermehrung kleiner und großer Lymphozyten; **e** mehrkernige Riesenzelle, degenerative Leukozyten. **f** Tuft (zilienhaltiges kernloses Zytoplasmasegment). (a–e Pappenheim, f Testsimplet, a, d Vergr. 800:1, b, c, e, f Vergr. 1000:1)

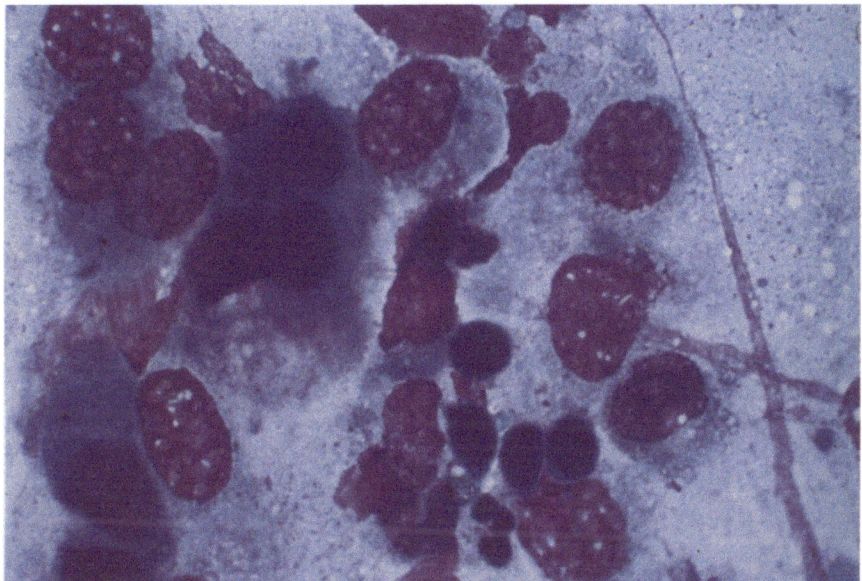

45 c

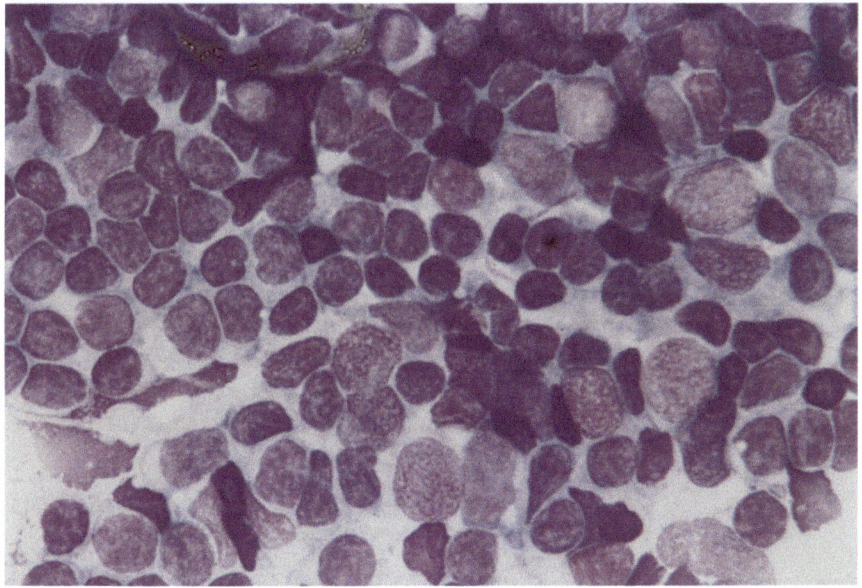

45 d

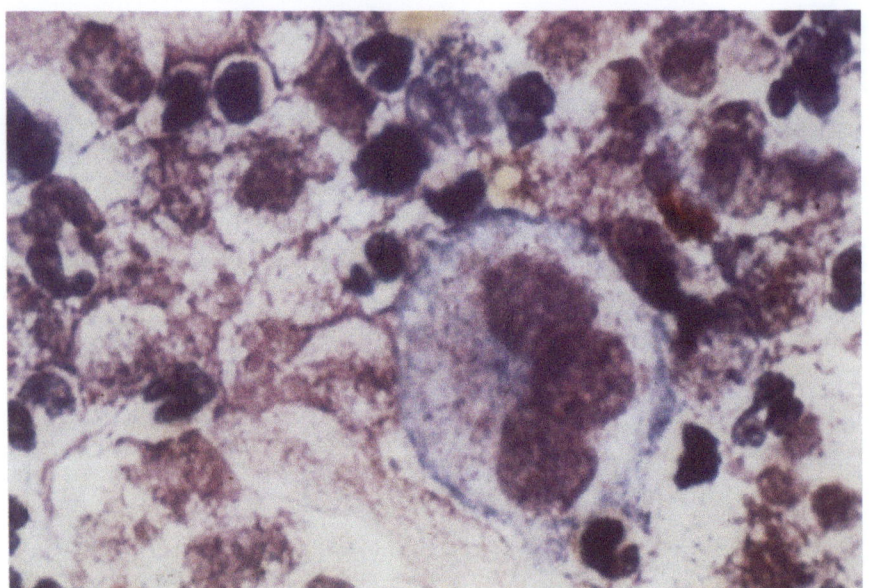
45 e

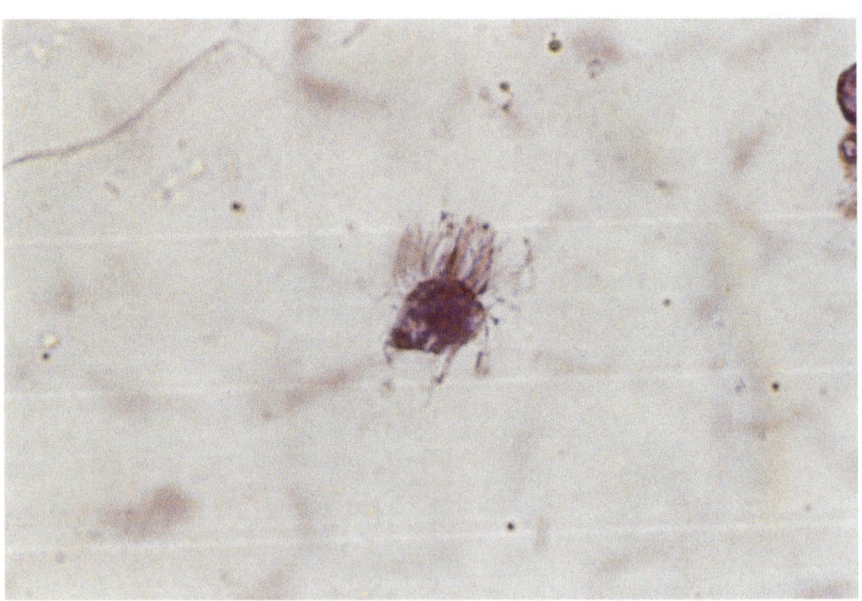
45 f

## 1.5.2 Nichtmikrobielle Rhinitiden

### Allergische Rhinitis

| | |
|---|---|
| Klinik: | im Rahmen einer saisonalen oder perennialen Inhalationsallergie, seltener bei Nahrungsmittelallergie oder als kontaktallergische Reaktion, typische saisonale Beschwerden: Niesanfälle, Rhinorrhoe (wäßrig), Obstruktion, Konjunktivitis. Obstruktion, Rhinorrhoe (zäh) und Trockenheit vornehmlich bei perennialer Allergie. |
| Allergene: | Gräserpollen>Baumpollen>Milben>Schimmelpilze >Kräuterpollen>Tierepithelien>Nahrungsmittel >Kontaktallergene (z. B. Konservierungsstoffe). |
| Pathophysiologie: | IgE-vermittelte Sofortreaktion (Typ I nach COOMBS u. GELL): Antigenpräsentation – T-Zellaktivierung – spezifische IgE-Produktion - Brückenbindung zwischen zellgebundenem IgE und Antigen – Mediatorfreisetzung (Frühphase, 0–1 h) – Zelleinstrom mit erneuter Mediatorfreisetzung (Spätphase, 2–12 h) – chronische Rhinitis. Selten zellvermittelte Typ-IV-Reaktion (Kontaktallergie). |

---

*Zytologie*

**Saisonale allergische Rhinitis** (Abb. 46 a, b, d)

- Becherzellhyperplasie;
- Vakuolisierung, teilweise Zilienverlust der Flimmerzellen;
- Eosinophilie (>10 % aller Leukozyten oder Nester);
- Zunahme der Mastzellen (>4–5 pro 250er Gesichtsfeld);
- leichter Anstieg lymphomonozytärer Zellen;
- evtl. Charcot-Leyden-Kristalle;
- Normalbefund außerhalb der Saison.

**Perenniale allergische Rhinitis** (Abb. 46 a–d)

- Initial: Zellbild der saisonalen Allergie (s. oben);
- chronisch: Zylinderzellhyperplasie (Becher-, Basal-, Intermediärzellen) bis Plattenepithelmetaplasie, evtl. Charcot-Leyden-Kristalle, Zunahme von Eosinophilen, Mastzellen, lymphomonozytären Zellen.

**Nasale Provokation mit Inhalationsallergenen** (Abb. 46 d)

- Frühphase (10–30 min): konventionell zytologisch nicht erkennbar, lediglich gesteigerte Schleimsekretion;
- Spätphase (2–12 h): 3–5 h nach Provokation Anstieg von Eosinophilen im Abstrich- und Schneuzpräparat.

## 88 | Konventionelle Zytologie der Nasenschleimhaut

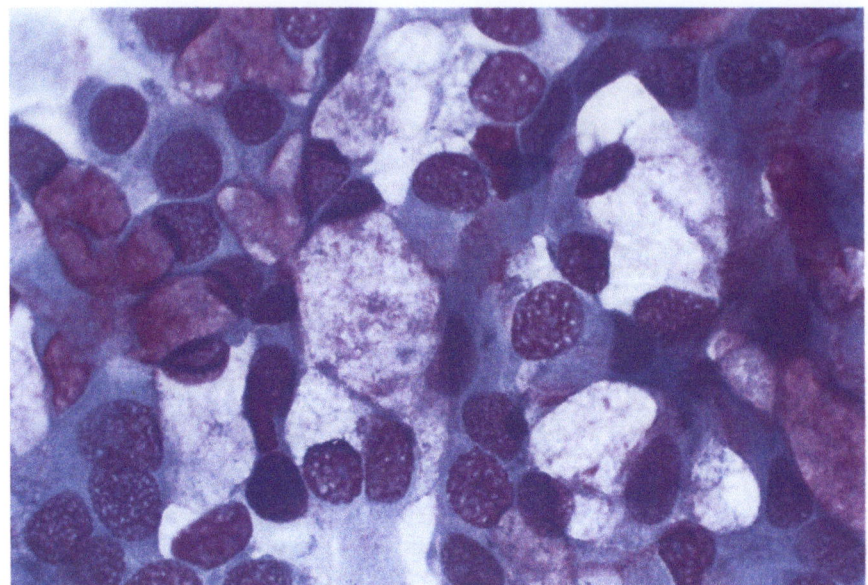

a

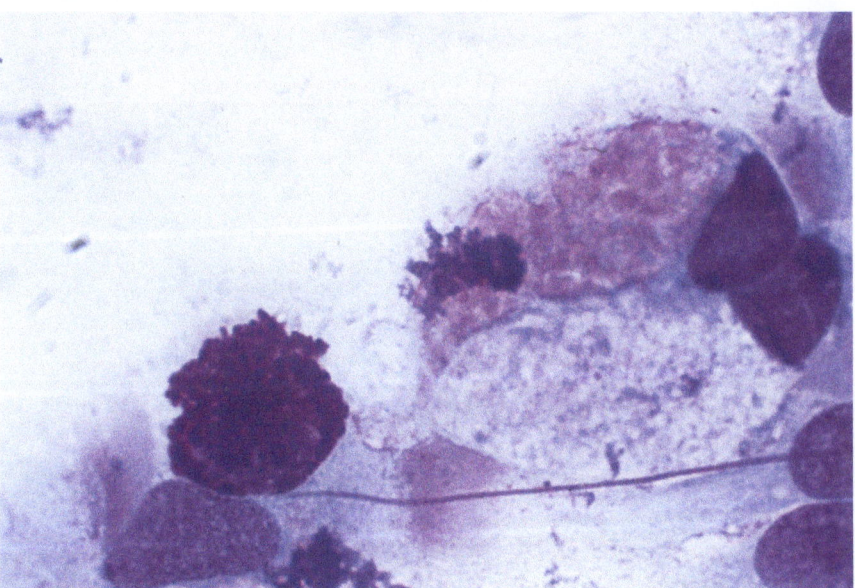

b

**Abb. 46 a–d.** Zytologie der manifesten allergischen Rhinitis: **a** ausgeprägte Becherzellhyperplasie; **b** geplatzte Mastzelle neben 2 Becherzellen; **c** Plattenepithelmetaplasie bei perennialer Rhinitis. **d** Einstrom eosinophiler Granulozyten als Spätphasenreaktion bei positiver nasaler Provokation mit Gräserpollen. (Pappenheim, **a, c, d** Vergr. 600:1, **b** Vergr. 1000:1)

## 1.5.2 Nichtmikrobielle Rhinitiden

### Allergische Rhinitis

Klinik: im Rahmen einer saisonalen oder perennialen Inhalationsallergie, seltener bei Nahrungsmittelallergie oder als kontaktallergische Reaktion, typische saisonale Beschwerden: Niesanfälle, Rhinorrhoe (wäßrig), Obstruktion, Konjunktivitis. Obstruktion, Rhinorrhoe (zäh) und Trockenheit vornehmlich bei perennialer Allergie.

Allergene: Gräserpollen>Baumpollen>Milben>Schimmelpilze >Kräuterpollen>Tierepithelien>Nahrungsmittel >Kontaktallergene (z. B. Konservierungsstoffe).

Pathophysiologie: IgE-vermittelte Sofortreaktion (Typ I nach COOMBS u. GELL): Antigenpräsentation − T-Zellaktivierung − spezifische IgE-Produktion - Brückenbindung zwischen zellgebundenem IgE und Antigen − Mediatorfreisetzung (Frühphase, 0–1 h) − Zelleinstrom mit erneuter Mediatorfreisetzung (Spätphase, 2–12 h) − chronische Rhinitis.
Selten zellvermittelte Typ-IV-Reaktion (Kontaktallergie).

### Zytologie

**Saisonale allergische Rhinitis** (Abb. 46 a, b, d)

- Becherzellhyperplasie;
- Vakuolisierung, teilweise Zilienverlust der Flimmerzellen;
- Eosinophilie (>10 % aller Leukozyten oder Nester);
- Zunahme der Mastzellen (>4–5 pro 250er Gesichtsfeld);
- leichter Anstieg lymphomonozytärer Zellen;
- evtl. Charcot-Leyden-Kristalle;
- Normalbefund außerhalb der Saison.

**Perenniale allergische Rhinitis** (Abb. 46 a–d)

- Initial: Zellbild der saisonalen Allergie (s. oben);
- chronisch: Zylinderzellhyperplasie (Becher-, Basal-, Intermediärzellen) bis Plattenepithelmetaplasie, evtl. Charcot-Leyden-Kristalle, Zunahme von Eosinophilen, Mastzellen, lymphomonozytären Zellen.

**Nasale Provokation mit Inhalationsallergenen** (Abb. 46 d)

- Frühphase (10–30 min): konventionell zytologisch nicht erkennbar, lediglich gesteigerte Schleimsekretion;
- Spätphase (2–12 h): 3–5 h nach Provokation Anstieg von Eosinophilen im Abstrich- und Schneuzpräparat.

## 88 | Konventionelle Zytologie der Nasenschleimhaut

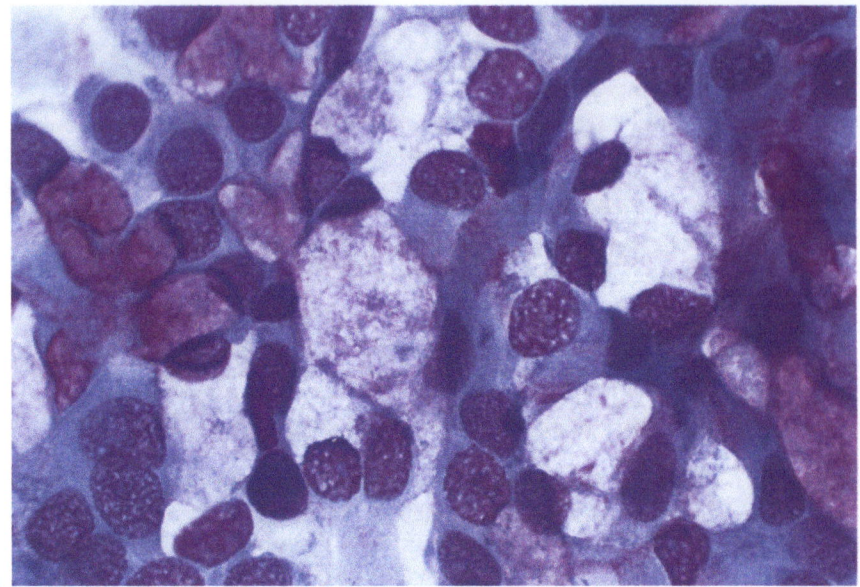

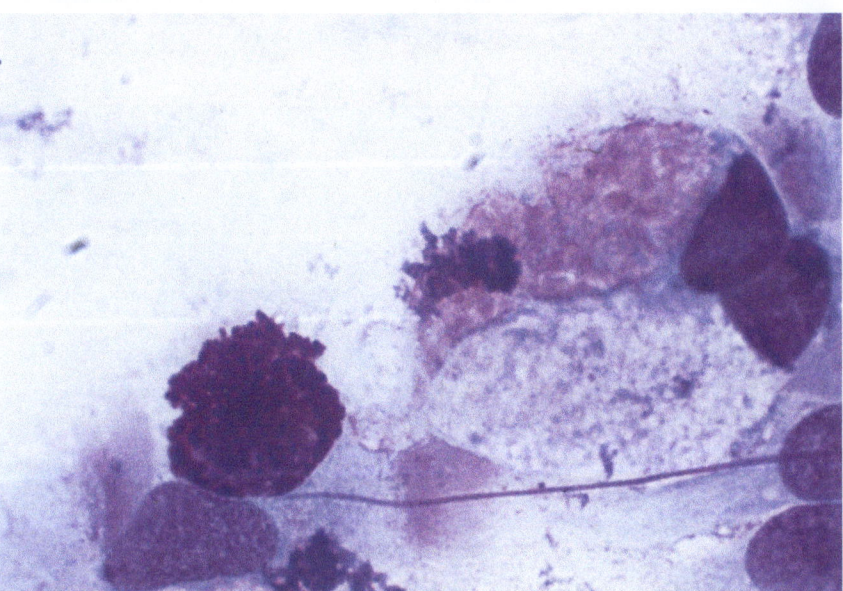

**Abb. 46 a–d.** Zytologie der manifesten allergischen Rhinitis: **a** ausgeprägte Becherzellhyperplasie; **b** geplatzte Mastzelle neben 2 Becherzellen; **c** Plattenepithelmetaplasie bei perennialer Rhinitis. **d** Einstrom eosinophiler Granulozyten als Spätphasenreaktion bei positiver nasaler Provokation mit Gräserpollen. (Pappenheim, **a, c, d** Vergr. 600:1, **b** Vergr. 1000:1)

Zellbilder der häufigsten Rhinitiden | 89

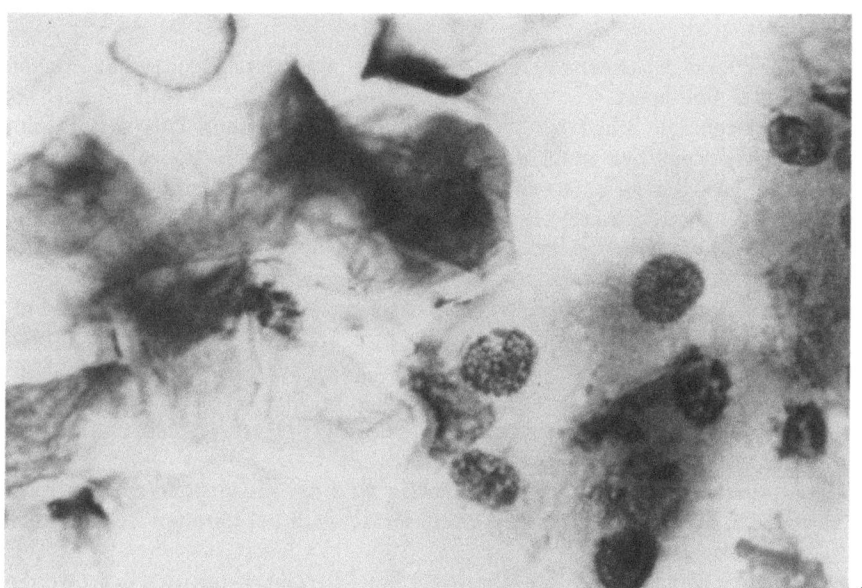

c

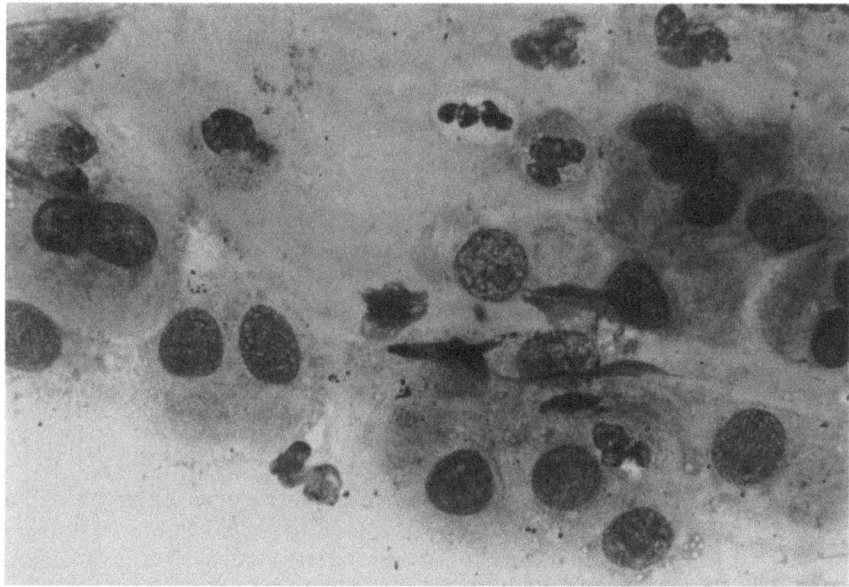

d

**Merke:**

- Das Zellbild des Allergikers ist häufig von einer viralen oder bakteriellen Rhinitis überlagert.
- Eine perenniale allergische Rhinitis im Anfangsstadium läßt sich zytologisch nicht von der saisonalen Form unterscheiden.
- Sowohl bei der saisonalen, als auch der perennialen allergischen Rhinitis fehlt in bis zu 20 % der Fälle die nasale Eosinophilie.
- Bei ca. 40–60 % der Pollenallergiker ist eine Spätphasereaktion konventionell zytologisch nachweisbar (Eosinophileneinstrom von >10 %).
- Kontralateral fehlt bei positiver nasaler Provokation der Einstrom der Entzündungszellen.
- Die Differenzierung von Mastzellen und basophilen Granulozyten ist konventionell zytologisch schwierig.
- Charcot-Leyden-Kristalle findet man bei ausgeprägter Vermehrung eosinophiler oder basophiler Granulozyten.
- Hypodense (schwach gefärbte) Granula sind nur als unsicheres Aktivitätszeichen der Eosinophilen zu werten, da sie auch bei unreifen Zellvorstufen vorkommen.
- Die Zahl der Eosinophilen korreliert bei Allergikern mit der Beschwerdesymptomatik.
- IgE-positive Zellen sind im Nasenabstrich nur immunhistochemisch nachweisbar; sie sind bei Allergie, Neurodermitis, Wurmerkrankungen und dem seltenen Hyper-IgE-Syndrom erhöht.

### *Aspirinsensitive Rhinitis*

Klinik: vgl. Widal-Lermoyez-Syndrom, Samters-Syndrom, Analgetika-Asthma-Syndrom, ASS-Unverträglichkeit (ASS=Acetylsalicylsäure), pseudoallergische Rhinitis, 10–20 % der Asthmatiker, v. a. Nichtatopiker, Frauen in 3.–4. Lebensdekade, Anamnese: Unverträglichkeit von Aspirin und anderen nichtsteroidalen Antiphlogistika;

initial:
perenniale hypersekretorische Rhinitis, hyperplastische Sinusitis, bronchiale Hyperreaktivität;

chronisch:
Polyposis nasi, Anosmie, frontotemporale Kopfschmerzen, kortisonpflichtiges Asthma, Alkoholintoleranz, Unverträglichkeit von Farb-, Konservierungsstoffen, Nahrungsmitteln, Alkohol, Lokalanästhetika, Kontrast-, Narkosemitteln (u. a. Anästhetika, Muskelrelaxanzien, kolloidale Volumenersatzmittel) etc., typische Trias: Aspirinunverträglichkeit, Polyposis nasi, Asthma.

Pathophysiologie: folgende Pathomechanismen werden diskutiert:
Shunt im Arachidonsäuremetabolismus, Aktivierung von Mastzellen und Eosinophilen, Komplementstörung, Plättchenaktivierung, eingeschränktes Albuminbindungsvermögen, chronische Virusinfektion, Rezeptorenkrankheit (Kininrezeptoren).

Zellbilder der häufigsten Rhinitiden | 91

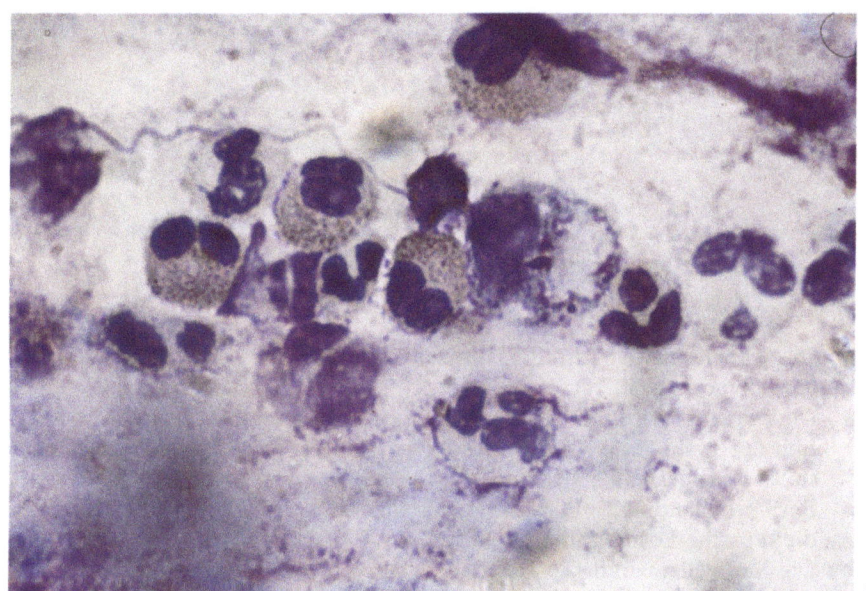

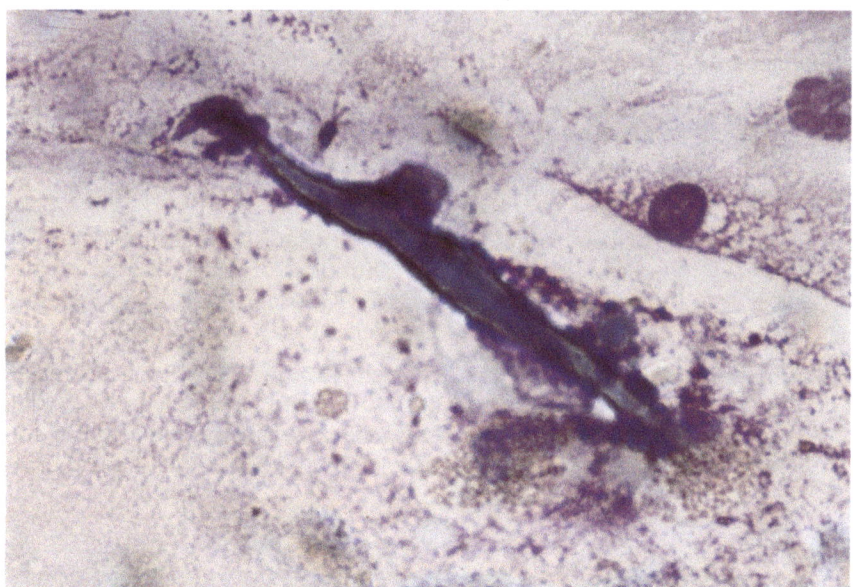

**Abb. 47 a, b.** Zytologie der aspirinsensitiven Rhinitis: **a** Eosinophilennest; **b** Charcot-Leyden-Kristall mit zerfallenen eosinophilen Granulozyten. (Pappenheim, Vergr. 1000:1)

> *Zytologie*
> 
> - Eosinophilie (teilweise >50% aller Leukozyten);
> - oft leichte Mastzellzunahme;
> - Becher-, Basalzellhyperplasie;
> - chronisch: Plattenepithelmetaplasie;
> - Abb. 47 a, b.

**Merke:**

- Die aspirinsensitive Rhinitis ist nicht selten Ursache einer therapieresistenten Polyposis nasi.
- Die Diagnose wird durch Anamnese, nasale Eosinophilie und positive Reaktion auf Lysin-Acetylsalicylsäure im nasalen Provokationstest (meist nach 10–45 min) gestellt.
- Bei Vorbehandlung mit Glukokortikoiden fehlt im zytologischen Präparat die typische Eosinophilie!
- Die Mastzellzunahme korreliert mit dem Ausmaß der Polyposis nasi bzw. mit dem Grad der Atmungsbehinderung.

*Atrophische Rhinitis*

| | |
|---|---|
| Klinik: | gehäuft in Asien und Südeuropa, Obstruktion, Hyposmie, fötider Geruch (Ozaena), oft Kopfschmerzen, chronische Sinusitis, Mukosa borkig belegt, bakteriell superinfiziert (Klebsiellen!). |
| Einteilung: | primär atrophische Rhinitis (genetisch determiniert), sekundär atrophische Rhinitis (Folgezustand chronischer Entzündungen, radikaler Rhinochirurgie, traumatischer Veränderungen, radiogener Schäden etc.). |
| Pathophysiologie: | Ursache der progredienten Atrophie der Nasenschleimhaut (einschließlich Submukosa und Knochen) bis heute unklar, diskutiert werden endogene rassenspezifische Faktoren, rezidivierende bakterielle Superinfektionen oder andere Ursachen (s. Einteilung). |

> *Zytologie*
> 
> - Geringe Epithelausbeute (Atrophie!);
> - Plattenepithelmetaplasie oder abgeflachtes kubisches Epithel;
> - spärlich Schleim mit Bakterienkolonien;
> - oft Neutrophileneiter;
> - gelegentlich Erythrozyten;
> - Abb. 48 a, b.

Zellbilder der häufigsten Rhinitiden | 93

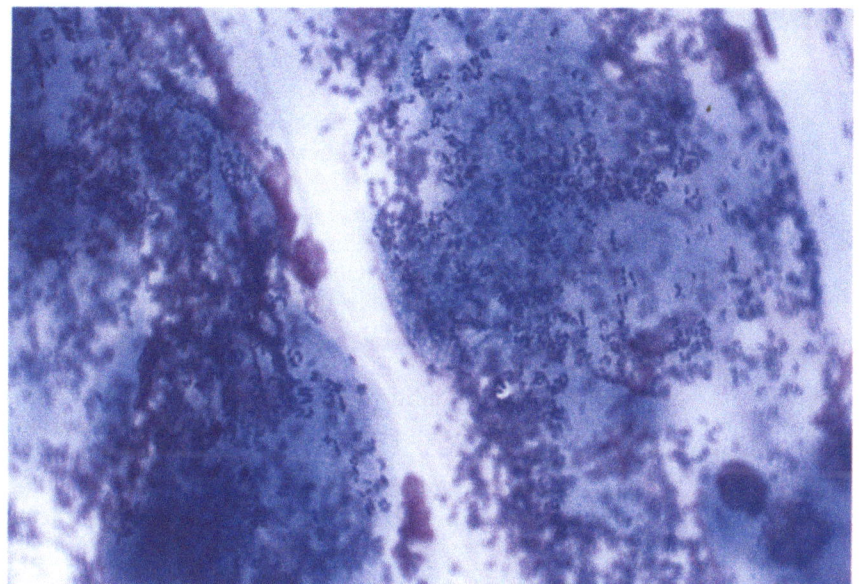

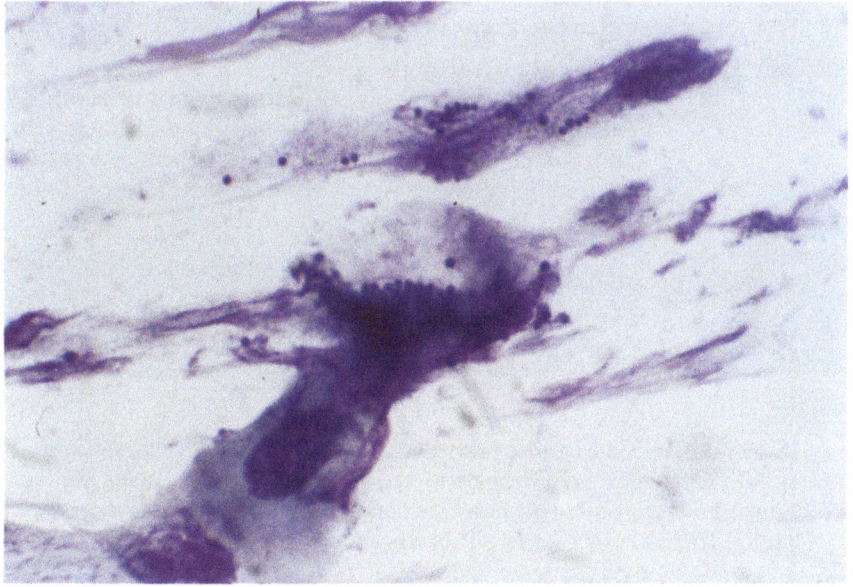

**Abb. 48 a, b.** Zytologie bei atrophischer Rhinitis: **a** bakterienhaltiger Schleim überdeckt Plattenepithelien; **b** spärlich Schleim mit eingestreuten Bakterien. (Pappenheim, a Vergr. 400:1, **b** Vergr. 600:1)

**Merke:**

- Die atrophische Rhinitis ist von den Krankheitsbildern Rhinitis sicca und Rhinitis sicca anterior abzugrenzen!
- Rhinitis sicca: vornehmlich klinische Diagnose, trockene Schleimhaut auf dem Boden unterschiedlicher Krankheitsbilder und Epitheldifferenzierungen, Reduktion der intraepithelialen (Becherzellen) und subepithelialen (Drüsen) Schleimproduzenten.
- Rhinitis sicca anterior: chronische Entzündung, trockene mit Krusten belegte Schleimhaut im vorderen Septumbereich, evtl. Perichondritis und Ulkus mit späterer Perforation, übrige Nasenschleimhaut normal.

### *Hyperreflektorische Rhinitis*

Klinik: vasomotorische Rhinitis (Begriff nicht mehr gebräuchlich!); Ausschlußdiagnose mit anfallsartiger nasaler Obstruktion, Hypersekretion, Niesreiz; Polyposis und Asthma fehlen! Prädilektionsalter 20–50 Jahre, abzugrenzen vom Begriff der nasalen Hyperreaktivität, die bei vielen Rhinitisformen vorliegt (z. B. Priming-Effekt bei allergischer Rhinitis).

Auslöser: unspezifische Trigger, z. B. starke Gerüche, mechanische, chemische, thermische (extrinsische Form) oder endokrine, vegetative Faktoren (intrinsische Form).

Pathophysiologie: die gängigsten Hypothesen sind: überempfindliche sensible Afferenzen (Typ C Faser N.V), Stimulation von Mastzellen und Komplement durch Neurotransmitter, Störung der hypothalamischen Sympathikussteuerung, gesteigerte parasympathische Efferenz (Drüsen, Gefäße).

> *Zytologie*
> - Zellbild ähnelt Normalbefund;
> - mäßige Vermehrung der Becherzellen;
> - Abb. 49 a, b.

**Merke:**

- Das Krankheitsbild ist nicht selten durch einen Privinismus überlagert.
- Die Differenzierung der hyperreflektorischen Rhinitis (cholinerg, peptiderg, sympathikoton) nach dem Ergebnis der Hautreaktion auf Papaverin, Acetylcholin, Histamin und andere Substanzen ist umstritten.

### *Mechanisch-irritative Rhinitis*

Klinik: Rhinitisbeschwerden in Abhängigkeit von anatomischen Fehlformen (z. B. Septumdeviation, Choanalatresie, Zustand nach Laryngektomie), Fremdkörpern und anderen physikalischen Schädigungen (z. B. Hitze).

Pathophysiologie: durch Störung des normalen inspiratorischen und exspiratorischen Luftstroms der Nase und direkte physikalische Schädigung Schleimhautmetaplasie, Änderung des Muskelzyklus, Beeinträchtigung der mukoziliaren Clearance.

Zellbilder der häufigsten Rhinitiden | 95

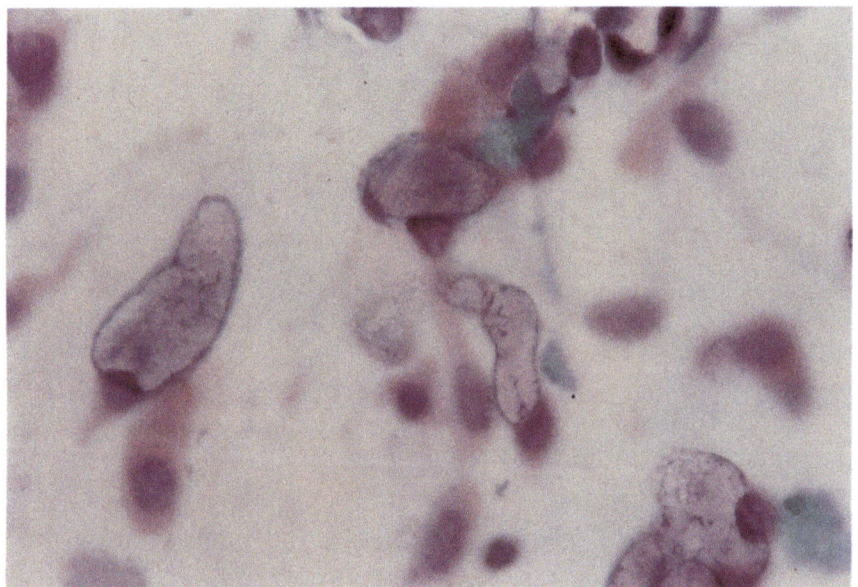

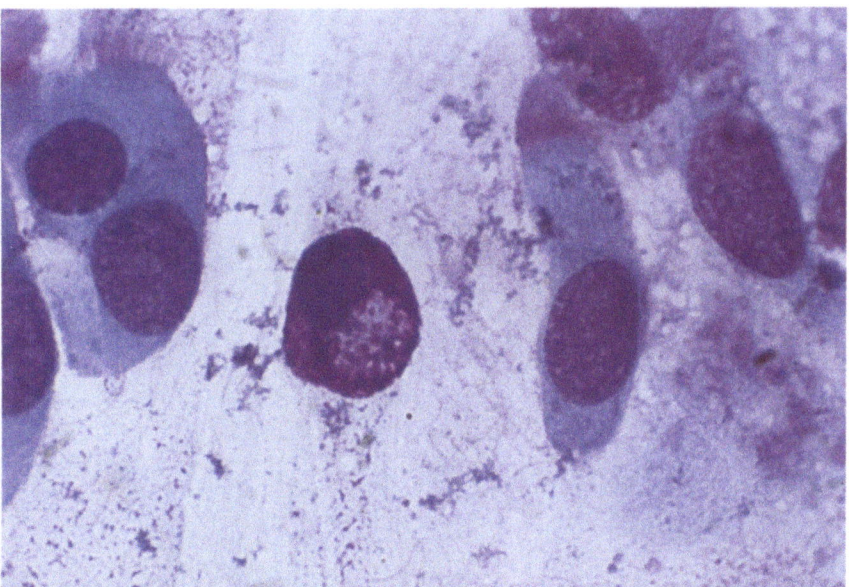

**Abb. 49 a, b.** Zytologie der hyperreflektorischen Rhinitis: a Becherzellhyperplasie; b Mastzelle mit intrazytoplasmatischen Vakuolen. (a Papanicolaou, Vergr. 600:1, b Pappenheim, Vergr. 1000:1)

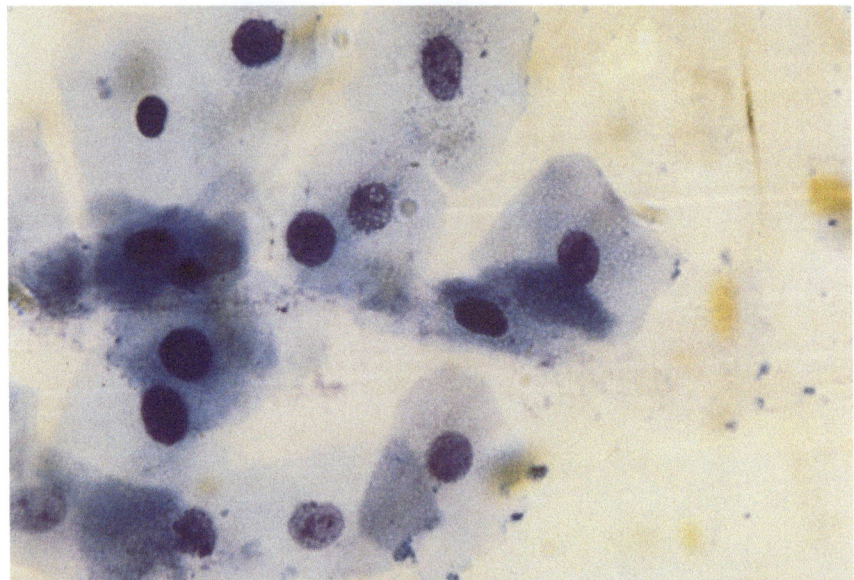

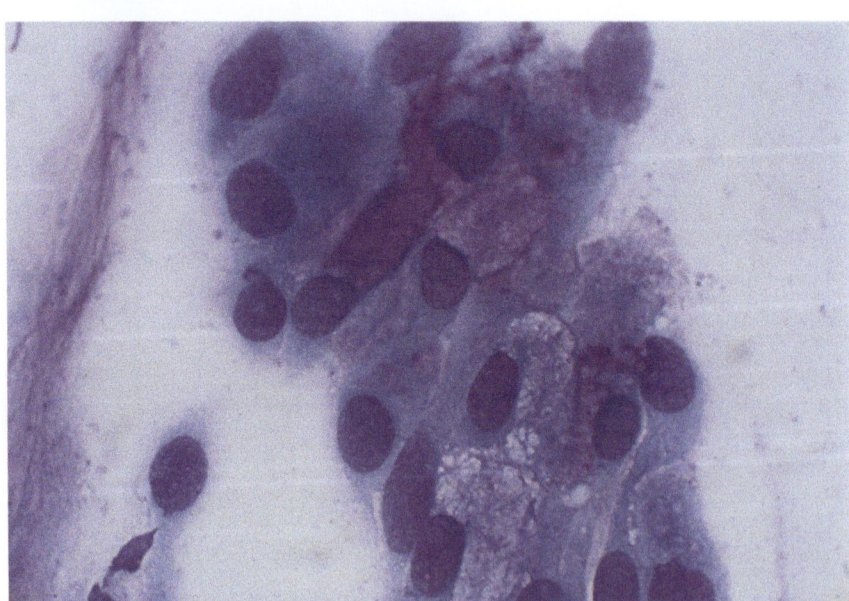

**Abb. 50 a, b.** Zytologie bei mechanisch-irritativer Rhinitis (ausgeprägte Septumdeviation): **a** Plattenepithelmetaplasie auf der Seite des stärkeren Luftstroms; **b** leichte Becherzellhyperplasie auf der Seite der behinderten Nasenatmung. (Pappenheim, a Vergr. 400:1, **b** Vergr. 600:1)

> *Zytologie*
> - normales bis hyperplastisches Epithel (Flimmer-, Becher-, Basalzellen) (eingeschränkter Luftstrom);
> - Plattenepithelmetaplasie (zu starker Luftstrom, Hitze);
> - Abb. 50 a, b.

**Merke:** • Die Schleimhautveränderungen sind gerade bei anatomischen Fehlformen häufig nur fokal ausgeprägt, die entzündliche Infiltration meist sekundärer Natur.

## Rhinitis medicamentosa

**Klinik:** Nebenwirkung diverser systemisch oder lokal verabreichter Medikamente, häufigste Beschwerden sind nasale Obstruktion und Trockenheit.

Man unterscheidet vorhersehbare (z. B. abschwellende Nasentropfen, Antihypertonika, Psychopharmaka, Augentropfen) und nicht vorhersehbare Nebenwirkungen (z. B. Aspirinunverträglichkeit) lokal oder systemisch verabreichter Arzneimittel. Häufigstes Krankheitsbild stellt der Privinismus dar (der Name stammt von Privin=Naphazolin), der bei zu langer (>10 Tage) und häufiger Einnahme abschwellender Nasentropfen auftritt und im allgemeinen mit dem Begriff Rhinitis medicamentosa gleichgesetzt wird (streng genommen auch der toxischen Rhinitis zuzuordnen).

**Medikamente:** abschwellende Nasentropfen, Antihypertensiva (weniger $\beta$-Blocker), Psychopharmaka (z. B. Phenothiazine, Distraneurin, Antiepileptika), Augentropfen (Sympathikolytika), Kontrazeptiva, nichtsteroidale Antiphlogistika (z. B. Aspirin).

**Pathophysiologie:** abhängig vom verabreichten Medikament: Niederregulation von $\alpha$-Rezeptoren – reaktive Hyperämie – Flimmerzelldegeneration – Plattenepithelmetaplasie (abschwellende Nasentropfen), Blockade der $\alpha$-Rezeptoren (Rauwolfia Alkaloide, z. B. Reserpin), antiadrenerge Wirkung (Guanethidin), kompetitive Hemmung von Noradrenalin (Methyldopa), Arteriolendilatation (Dihydralazin), antiadrenerge Wirkung (Phenothiazinderivate) Blockade der $\beta$-Rezeptoren (Augentropfen), Vasodilatation (Kontrazeptiva), Hemmung der Zyklooxygenase und vermehrte Leukotrienbildung (Aspirinunverträglichkeit).

> *Zytologie* **Privinismus**
> - Anfänglich Flimmerzelldegeneration (Zilienverlust etc.) und Becherzellhyperplasie;
> - später Umwandlung des hochprismatischen in kubisches Epithel;
> - chronisch: Plattenepithelmetaplasie, lymphomonozytäre Infiltration, vermehrte Bakterienbesiedelung;
> - spärlich fadenziehendes Sekret;
> - Abb. 51 a, b.

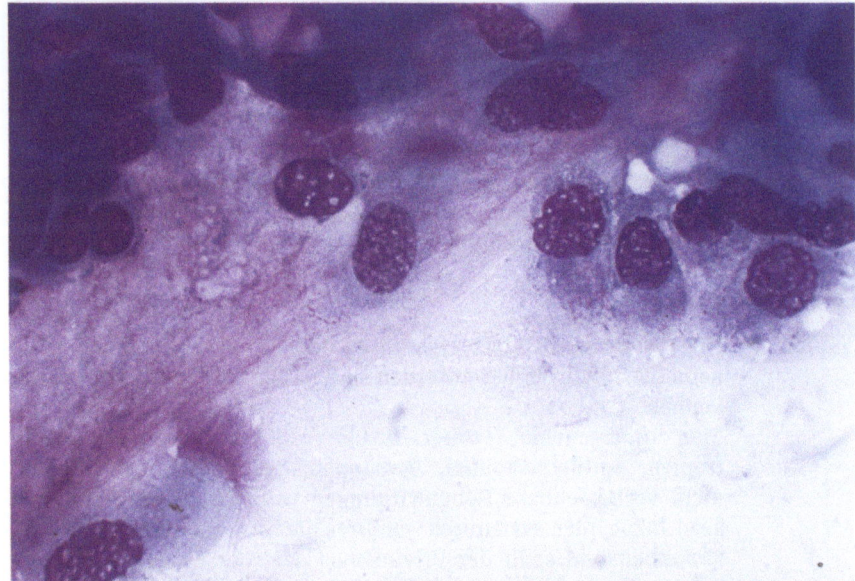

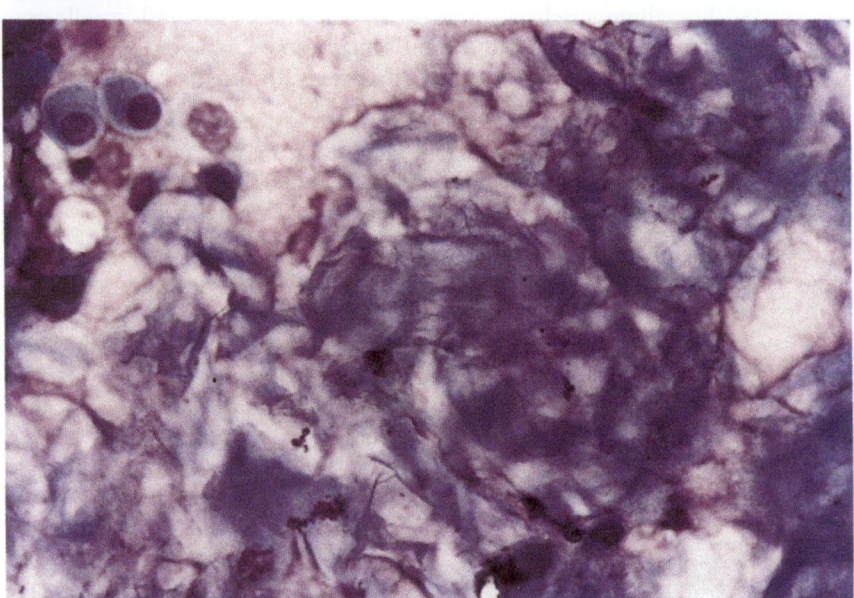

**Abb. 51 a, b.** Zytologie bei Privinismus: **a** Flimmerzelldegeneration mit Zilienverlust und Zellverplumpung nach 3wöchiger Einnahme abschwellender Nasentropfen (Kürettentechnik); **b** ausgeprägte Plattenepithelmetaplasie (verhorntes Epithel) bei beruflicher Schadstoffexposition und langjährigem Abusus abschwellender Nasentropfen. (Pappenheim, a Vergr. 600:1, **b** Vergr. 400:1)

**Merke:**

- Die systemische Gabe gefäßerweiternder Substanzen ruft primär keine zytologischen Auffälligkeiten im Nasenabstrich hervor.
- Ausgelöst durch nasale Obstruktion und Abusus abschwellender Nasentropfen entwickelt sich bei Einnahme von Antihypertensiva und bestimmten Psychopharmaka häufig sekundär ein Privinismus.

## *Polyposis nasi*

Klinik: häufig bei chronisch rezidivierender infektiöser Rhinosinusitis, anatomischen Engstellen im mittleren Nasengang, Unverträglichkeit nichtsteroidaler Antiphlogistika, Asthma, Mukoviszidose, Kartagener-Syndrom etc., typische Beschwerden: Obstruktion, zäher Schleim, Hyp-, Anosmie, Kopfschmerzen, chronische Sinusitis;
Angaben zur prozentualen Polypenhäufigkeit: Rhinitis allergica: 0,5-4 %, Asthma: 30 %, Mukoviszidose: Kinder 20-30 %, Erwachsene 40-50 %, Analgetika-Asthma-Syndrom: 40-70 %.

Einteilung: steroidsensitive (v. a. eosinophile) − nichtsteroidsensitive (v. a. neutrophile) Polypen.

Pathophysiologie: mögliche Pathomechanismen der Polypenentstehung: Mastzelldegranulation − Histaminfreisetzung − Gewebsödem, Eosinophileneinstrom − Epithelschäden − Freisetzung potenter Wachstums- und Differenzierungsfaktoren, Denervierung von Epithel, Drüsen und Gefäßen als Proliferationsreiz, Epithelhyperplasie im mittleren Nasengang, da dort besonders vulnerable Nervenendigungen.

*Zytologie*

- Schleimhaut der unteren Nasenmuschel normal bis hyperplastisch (Becher-, Basalzellen);
- Flimmerzellen meist regelrecht;
- je nach Genese Vermehrung von Neutrophilen, lymphomonozytären Zellen (chronisch rezidivierende Entzündung, Mukoviszidose) oder Eosinophilen und Metachromaten (Allergie, aspirinsensitive Rhinitis);
- Mastzellvermehrung bei obstruierenden Polypen;
- Abb. 52 a, b.

**Merke:**

- Da die Epitheldifferenzierung der Polypen stark von Alter und anatomischer Lokalisation abhängt (normales-, hyperplastisches-, abgeflachtes Epithel, Plattenepithel) und leukozytäre Veränderungen auch im unteren Nasengang nachweisbar sind, empfiehlt sich die Abstrichentnahme von der unteren Nasenmuschel.
- Eosinophile Polypen sind etwa doppelt so häufig wie neutrophile.
- Das Ausmaß der Mastzellzunahme bei Polyposis nasi korreliert mit dem Grad der nasalen Obstruktion.

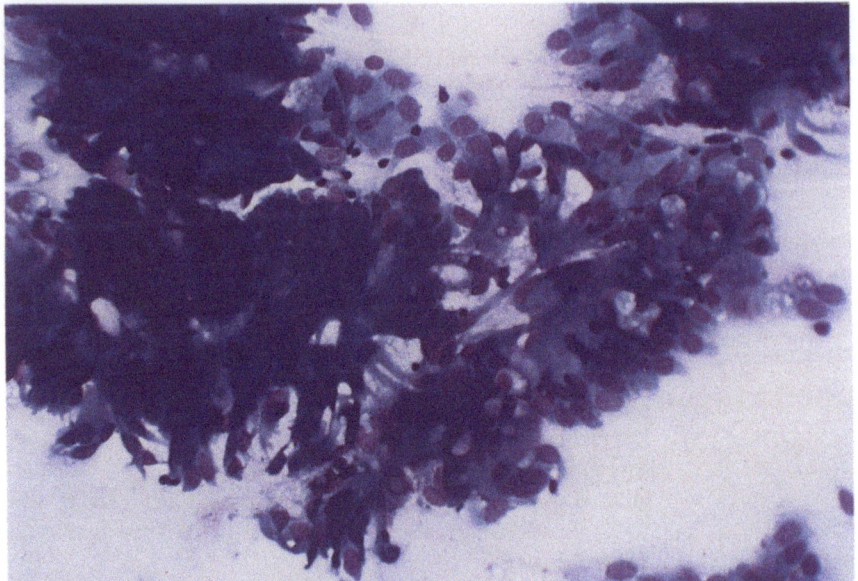

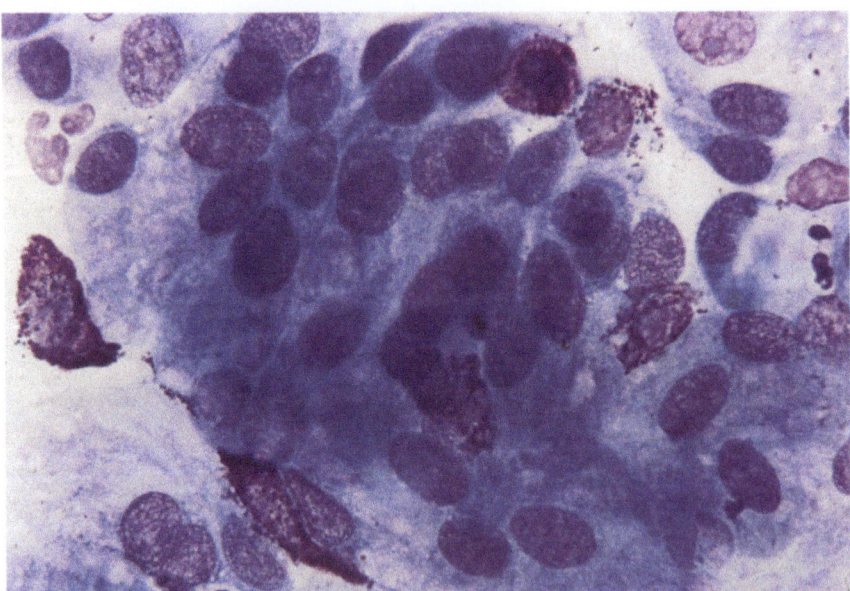

**Abb. 52 a, b.** Zytologie bei Polyposis nasi: a Epithelhyperplasie mit teils palisaden-, teils haufenförmig angeordneten Zellen und leichter Vermehrung der lymphomonozytären Reihe; b Mastzellen bei hochgradig obstruierenden Nasenpolypen. (Pappenheim, a Vergr. 250:1, b Vergr. 600:1)

## Toxische Rhinitis

Klinik: unterschiedlichste chemische Substanzen, z. B. Tabakrauch (=Ammoniak, Schwefelwasserstoff etc.), Ozon, Formaldehyd, Holz-, Kohle-, Wollstaub, Nickel, Chrom, Lösungsmittel, Pestizide, führen zur Epithelschädigung und entzündlichen Reaktion. Klassisches Beispiel einer toxischen Rhinitis infolge Arzneimittelüberdosierung ist der Privinismus (Abusus abschwellender Nasentropfen). Beschwerden in Abhängigkeit von Art und Dauer der Noxe, meist Trockenheit, Verkrustung, nasale Obstruktion, verstärkte Infektionsneigung, Epistaxis.

Pathophysiologie: als Auslöser der toxischen Rhinitis wird bei vielen Irritanzien initial eine neurogene Entzündung vermutet (vgl. RUDS, „reactive upper airways dysfunction syndrome"), trotz unterschiedlicher Pathomechanismen (z. B. Epithelschädigung durch Ozon nach Abspaltung eines Sauerstoffradikals, direkt toxische Wirkung von Formaldehyd) relativ uniforme Reaktion der Schleimhaut: verminderte Zilienfunktion – Zilienverlust – Epithelauflockerung – Epithelabflachung (kubisches Epithel) – Plattenepithelmetaplasie – evtl. Dysplasie – Karzinom (z. B. Adenokarzinom vom intestinalen Typ bei Exposition mit Harthölzern, wie Eiche und Buche).

### Zytologie

- Initial Flimmerzelldegeneration, Becherzellhyperplasie;
- später verstärkter Zelluntergang, kuboide Metaplasie, Plattenepithelmetaplasie;
- Dysplasie-, Karzinomzellen möglich (Holz, Nickel!);
- ausgeprägte Leukozytose (oft toxische Granulation, Vakuolen);
- Makrophagen teilweise mit blauschwarzen, rund bis ovalen Pigmentablagerungen („smoker inclusions");
- häufig vermehrte Bakterienbesiedlung, eingedickter Schleim;
- Abb. 53 a, b.

**Merke:**

- Verschiedene Inhalationsnoxen besitzen bzgl. ihrer schleimhautschädigenden Wirkung einen synergistischen Effekt.
- Bei bestimmten Inhalationsnoxen, z. B. Holz- und Nickelstaub, ist vermehrt mit Dysplasien und Karzinomen zu rechnen.
- Liegt ein derartiger Verdacht vor, sind die Präparate an einen erfahrenen Zytopathologen weiterzuleiten!

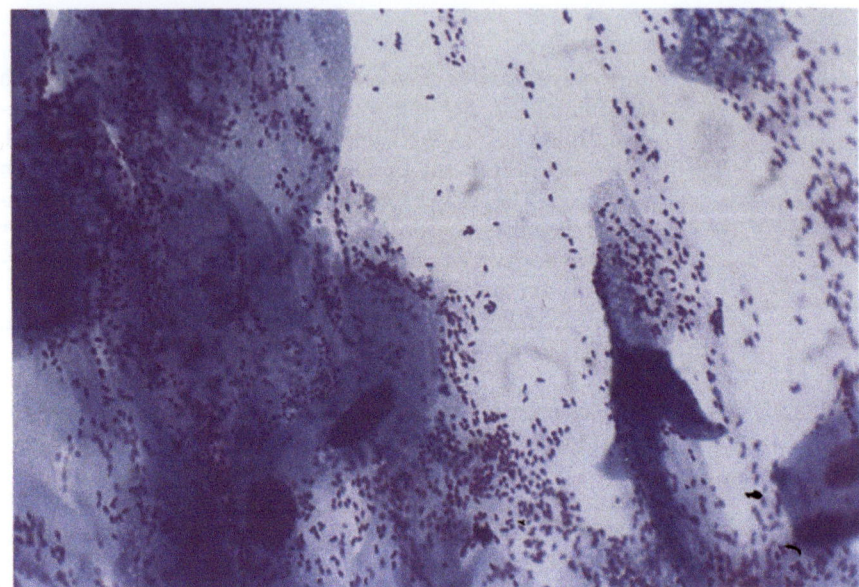

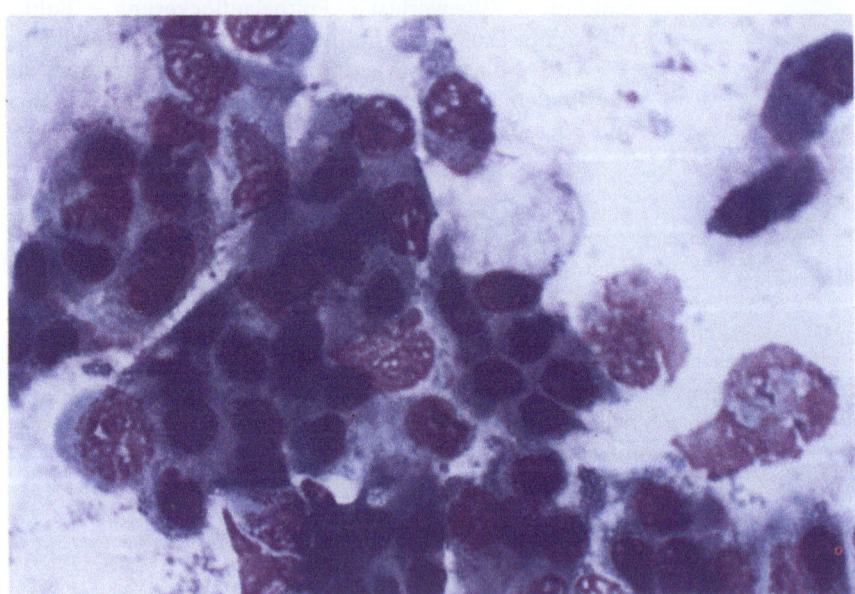

**Abb. 53 a, b.** Zytologie der toxischen Rhinitis: **a** Plattenepithelmetaplasie mit starker Keimbesiedelung; **b** Basalzellmetaplasie erkennbar an Kernveränderungen (Chromatinverklumpung, Hyperchromasie, Nukleolenbildung). (Pappenheim, **a, b** Vergr. 600:1)

## Seltenere Rhinitisformen

***Rhinitis bei Chemotherapie und Radiatio.*** Bei Einbeziehung der Nasenschleimhaut ins Bestrahlungsfeld und antineoplastischer Chemotherapie anfänglich gesteigerte Flimmerzellaktivität, später vermehrter Untergang toxisch geschädigter Zellen oder reversible Dysplasien (vgl. toxische Rhinitis), klinisch trockene Rhinitis mit Episoden von Epistaxis.

> *Zytologie*
>
> - Verstärkter Zelluntergang;
> - Flimmerzelldegeneration, Basalzellhyperplasie;
> - evtl. Dysplasien;
> - lymphomonozytäre Reaktion, Neutrophilie.

***Rhinitis bei Erkrankungen des Immunsystems.*** Je nach betroffenem Schenkel der Immunabwehr (z. B. IgA-Mangelsyndrom, HIV-Infektion) vermehrt Bakterien-, Virus- oder Pilzinfektionen mit entsprechenden zytologischen Veränderungen, pathologische Leukozytenformationen bei leukämischen Krankheitsbildern.

> *Zytologie*
>
> **Rhinitis bei HIV-Infektion** (Abb. 54 a–c)
>
> - Keine pathognomonischen Veränderungen;
> - oft Pilzinfektionen!
> - gelegentlich Pneumocystis carinii (Nachweis durch Spezialfärbungen).

***Rhinitis bei Ziliendyskinesien.*** Rhinosinusitis infolge *primärer* (*angeborener*) *Ziliendyskinesien*, zu denen beispielsweise das Kartagener-Syndrom und das „nasal acilia syndrome" gerechnet werden, oder *sekundärer* (*erworbener*) *Ziliendyskinesien*, die u. a. nach rezidivierenden Infektionen auftreten und häufig durch das Vorhandensein sog. „compound cilia" (aneinander gelagerte, verplumpte oder abgeflachte Zilien) charakterisiert sind.

> *Zytologie*
>
> - Primäre und sekundäre Ziliendyskinesien sind mit der konventionellen Zytologie nur teilweise erkennbar (z. B. „nasal acilia syndrome") und erfordern funktionelle (Vitalzytologie), ggf. elektronenmikroskopische Untersuchungen.

*Nares („non allergic rhinitis with eosinophilia syndrome", nichtallergische eosinophile, intrinsische Rhinitis).* Ausschlußdiagnose (Allergie, Pseudoallergie, Asthma) ohne Prädilektionsalter, charakterisiert durch nasale Eosinophilie, perenniale Rhinitis mit Niesattacken, rezidivierende wäßrige Sekretion (v. a. morgens), Juckreiz, Hyposmie, weniger Obstruktion. Die Pathophysiologie ist unklar; diskutiert werden ein mastzellunabhängiger Eosinophileneinstrom sowie diverse chemotaktische Faktoren.

> *Zytologie*
> - Eosinophilie (>20 % aller Leukozyten);
> - Flimmerzelldegeneration;
> - Becherzellhyperplasie.

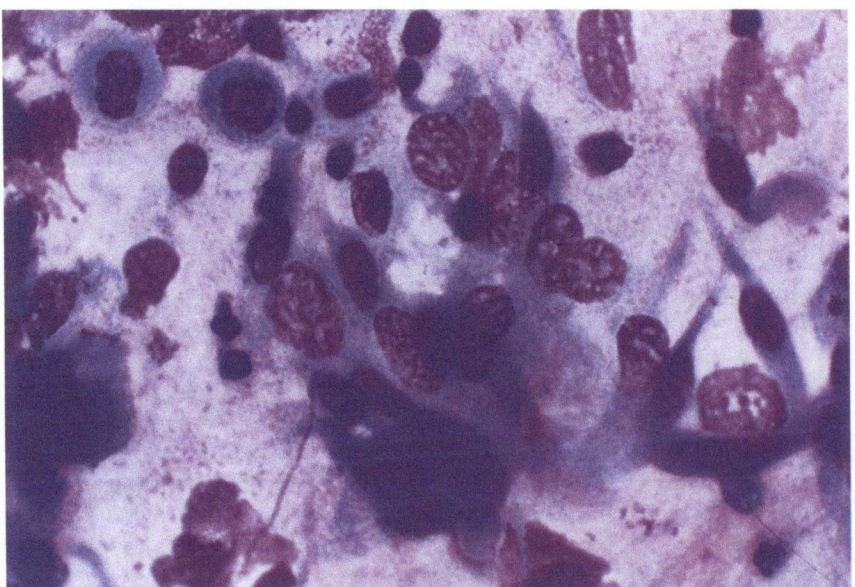

**Abb. 54 a–c.** Zytologie bei HIV-Patienten mit Rhinitisbeschwerden: **a** ausgeprägte Flimmerzelldegeneration und degenerativ veränderte Leukozyten als Zeichen eines abklingenden Virusinfekts; **b** Candidainfektion der Nase mit typischen Sproßzellen; **c** Hyphen bei einer Infektion mit dem normalerweise apathogenen Hefepilz Aureobasidium pullulans. (**a, c** Pappenheim, **b** Grocott, Vergr. **a, c** 600:1, **b** 1000:1)

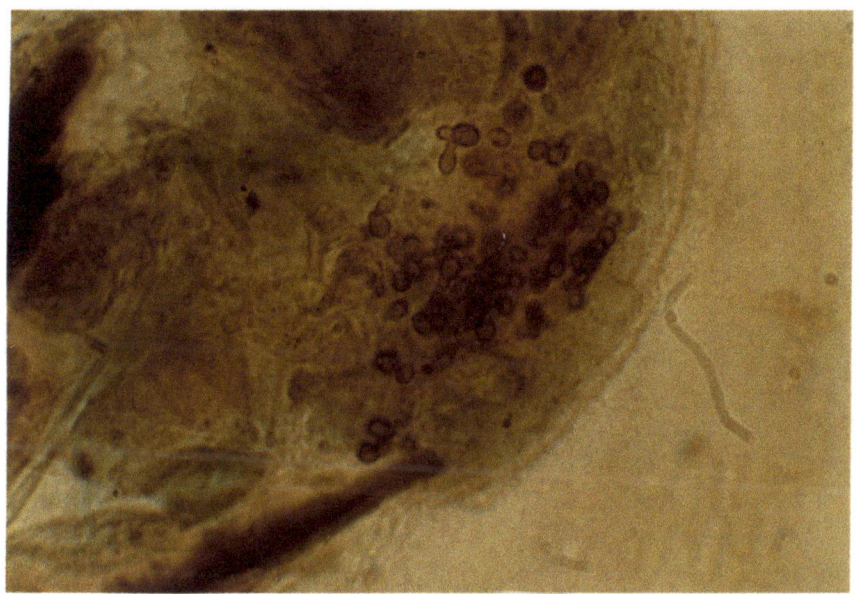
b

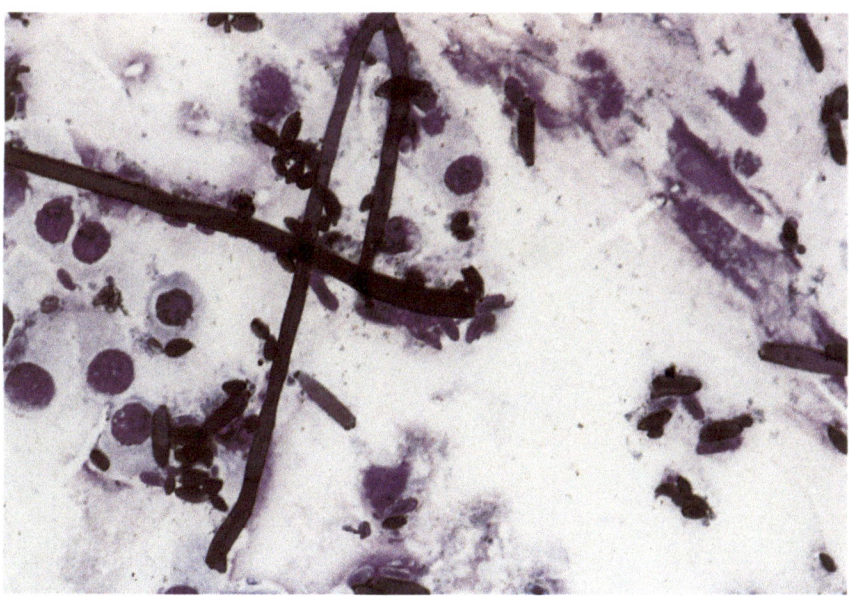
c

***Nasale Mastozytose.*** Von CONNELL (1969) beschriebenes, umstrittenes (!) Krankheitsbild. Ausschlußdiagnose (Allergie, Asthma) charakterisiert durch nasale Mastozytose, anfallsartiges Auftreten von Niesanfällen, Sekretion und Obstruktion, häufig kombiniert mit systemischen Beschwerden (Magen-Darm-Trakt, Haut, Kopfschmerzen). Auslöser: Histaminliberatoren, z. B. Alkohol, Käse, kalte Luft, Parfüm, Farben, Lacke etc.

Pathophysiologie unklar; möglicherweise Chemotaxis über aktivierte T-Lymphozyten, Verbindungen zu Nahrungsmittelallergien, Urticaria pigmentosa und Conjunctivitis gigantopapillaris.

*Zytologie*
- Mastzellvermehrung (>4–5 pro Gesichtsfeld, ×250);
- Becherzellhyperplasie.

Die zytologischen Veränderungen anderer Sonderformen, wie der *endokrinen Rhinitis*, granulomatöser Rhinitiden, des *Midline-Granuloms* und anderer *bösartiger Tumore* der Nasenschleimhaut sind bislang wenig erforscht.

# Immunzytochemie der Nasenschleimhaut | 2

C. Bachert

Die konventionelle Zytologie der Nasenschleimhaut orientiert sich bei der Beurteilung von Zellbildern nach der Morphologie der einzelnen epithelialen und immunkompetenten Zellen sowie dem Vorhandensein von Mikroorganismen und Sekretveränderungen. Weitergehende Aussagen zur Pathogenese und Aktivität von Erkrankungen der Nase sind durch die Anwendung immunhistochemischer Verfahren möglich, die eine bessere Charakterisierung einer Zellpopulation anhand ihrer Oberflächenantigene und den Nachweis der Zellaktivierung über die Färbung von Zellprodukten zulassen. Diese zur Differentialdiagnose und Therapie der verschiedenen Rhinitisformen einsetzbaren Techniken sind nicht nur für den Wissenschaftler, sondern teilweise auch heute schon für den Kliniker interessant.

## 2.1 Anfertigung eines immunzytochemischen Präparats

Um eine optimale immunzytochemische Färbung der Zielzellen bei minimaler Hintergrundfärbung zu erreichen, sind bereits bei der Anfertigung der Präparate besondere Hinweise zu beachten. Neben der Verwendung absolut fettfreier, sauberer Objektträger müssen v. a. Zellhaufen und übereinanderliegende Zellen vermieden und Schleimbeimengungen eliminiert werden. Aus diesen Gründen eignet sich unter den in Abschnitt 1.2.1 beschriebenen Zellsammelverfahren die *Bürstentechnik* („*cytobrush*") in Verbindung mit der *Zytozentrifugation* am besten.

Die Fixierung der mittels Bürstentechnik und Zytozentrifugation gewonnenen Präparate hängt vom Zeitpunkt der geplanten Weiterverarbeitung ab. Für eine immunhistochemische Färbung innerhalb weniger Tage genügt es meist, die Objektträger luftzutrocknen und sie anschließend in mit Aluminiumfolie umwickelten kleinen Kästchen bei 4° C im Kühlschrank zu lagern. Dabei ist darauf zu achten, daß sich die Objektträger nicht berühren.

Für längere Zwischenräume zwischen Zellsammlung und Verarbeitung – für die meisten Antigene sind Lagerungszeiten bis zu 6 Monaten möglich – empfiehlt sich folgende Technik:

**Herstellung zytologischer Präparate für immunzytochemische Färbungen**
- Bürstentechnik, Zytozentrifugation;
- Objektträger kurz antrocknen;
- Fixierung in Aceton, 10 min;
- Lufttrocknung;
- einordnen in Objektträgerkästchen;
- umwickeln der Objektträgerkästchen mit Aluminiumfolie;
- Lagerung bei −80° C.

### 2.1.1 Grundprinzipien der immunzytochemischen Färbung

Die Immunzytochemie basiert auf dem Einsatz von Antikörpern, also Immunglobulinen, die gegen definierte Antigene gerichtet sind. Diese Antikörper werden Primärantikörper genannt, da sie „als erste" in dem Markierungsprozeß eingesetzt werden. Wir unterscheiden *polyklonale Antikörper*, die im sensibilisierten Tier von verschiedenen Plasmazellen gebildet werden und untereinander nicht identisch sind, von *monoklonalen Antikörpern*, die von einem einzigen Plasmazellklon – oft außerhalb des Tierkörpers – produziert werden. Monoklonale Antikörper (mAk) sind immunhistochemisch identisch und erkennen daher ein einziges spezifisches Epitop, d. h. einen kleinen Bereich des Antigens. Dagegen sind polyklonale Antikörper gegen verschiedene Epitope des gleichen

Antigens gerichtet. In der Immunhistochemie werden v. a. IgG- und IgM-Antikörper verwendet, die grob schematisch folgenden Aufbau haben (Abb. 55):

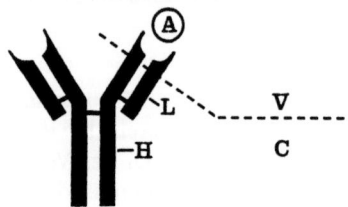

**Abb. 55.** Grob schematischer Aufbau eines Antikörpers. *H* "heavy chain", *L* "light chain", *A* antigen, *V* "variable region" (Domäne), *C* "constant region" (Isotyp)

Antikörper bestehen aus 2 identischen schweren („heavy" *H*) sowie 2 identischen leichten („light" *L*) Ketten, die durch Disulfitbrücken verbunden sind. Die Antikörper erkennen das Epitop auf dem Antigen (*A*) mit Hilfe ihrer *variablen, epitop-spezifischen Region oder Domäne* (*V*), während die konstanten Regionen (*C*) selbst wiederum als Angriffspunkt für weitere Antikörper, sprich Sekundär- oder Brückenantikörper, genutzt werden. Die *konstanten Regionen* determinieren den *Isotyp des Immunglobulins*, also z. B. die Zugehörigkeit zur IgG-Klasse bzw. zu IgG-Subklassen (IgG 1–4). Die variable Domäne dagegen stellt den Antigenbindungsbereich dar und ist somit die idiotypische Determinante, wobei gleiche Epitope eines Antigens von Immunglobulinen verschiedener Klassen bzw. Subklassen erkannt werden können.

Für immunhistochemische Färbungen ist die sorgfältige *Auswahl des Primärantikörpers* notwendig. Dabei ist folgendes entscheidend:

- Welches Antigen (genauer: Epitop) wird von dem Antikörper erkannt? Tritt das gleiche Epitop auf verschiedenen Antigenmolekülen auf?
  (Eine solche Antikörper-Kreuzreaktivität würde eine spezifische Färbung eines definierten Antigens unmöglich machen.)
- Aus welcher Tierspezies und Immunglobulinklasse stammt der Primärantikörper?
  (Dies ist wesentlich für die Auswahl des Sekundärantikörpers.)
- Besitzt der Antikörper eine ausreichende Affinität, d. h. genügend starke Bindung zum Antigen?
- Ist der Antikörper ausreichend stabil bzw. haltbar?
  (Lagerung üblicherweise bei $+2°$ C – $+8°$ C)
- Welche Fixierung setzt der Antikörper voraus?
- Liegen detaillierte Anwendungsbeschreibungen vor?

Um unspezifische Bindungen von Proteinen an das Gewebe zu verhindern, ist vor Verwendung des Primärantikörpers oftmals die Inkubation mit einer Proteinlösung nötig, die von derselben Tierspezies wie der Sekundärantikörper stammt. Um den Primärantikörper wiederum über eine Farblösung sichtbar zu machen, muß ein Enzym sowie ein Substrat, das durch das Enzym in ein farbiges Endprodukt umgesetzt wird, in die Reaktion eingebracht werden. Bei der *Auswahl* des *Enzyms* ist darauf zu achten, daß das Gewebe bzw. die Zellen nicht selbst enzymatisch aktiv sind und zu einer unspezifischen Substratfärbung führen. Je nach verwendetem Enzym sind verschiedene Techniken zur Unterdrükkung der endogenen Enzymaktivität bekannt. Eine spezifische Färbung bei möglichst fehlender Hintergrundfärbung wird schließlich erst erreicht, wenn die optimale Verdünnung der Primär- und Sekundärantikörper mit entsprechenden Inkubationszeiten und Temperaturen bekannt sind. Fehlen diese Angaben, bedient man sich der sog. *Schachbrettitration*, bei der Primär- und Sekundärantikörper in unterschiedlichen Verdünnungsstufen angesetzt werden. Ist für einen bestimmten Antikörper das Färbeverhalten etabliert, muß es möglichst konstant gehalten werden, um schwankende Ergebnisse zu verhindern.

Entscheidend ist bei *jeder immunhistochemischen Färbung* das Mitführen von *Kontrollpräparaten*.

### Kontrollpräparate immunhistochemischer Färbungen

Positivkontrolle: bekanntermaßen positives Kontrollpräparat.

Negativkontrolle: Ersatz des Primärantikörpers durch einen Antikörper der gleichen Tierspezies, jedoch anderer Spezifität. Das von diesem Antikörper zu erkennende Antigen ist in dem Gewebe nicht vorhanden.

Zur Erleichterung des Einstiegs in die Immunhistochemie bietet die Industrie Kits an, die außer dem Primärantikörper alle weiteren Antikörper, das Enzym und den Substratkomplex enthalten, aus Kostengründen auf Dauer jedoch nicht rentabel sind.

Neben der beschriebenen Markierungstechnik stehen weitere Verfahren, wie die *Immunfluoreszenz-* oder *Immungoldmethode*, zur Verfügung.

### *Monoklonale (mAk) und polyklonale (pAk) Primärantikörper*

Monoklonale Antikörper werden nahezu ausschließlich aus Plasma- und Myelomzellen der Maus hergestellt. Zunächst werden die Tiere durch Injektionen des Antigens stimuliert, später meist aus der Milz B-Lymphozyten gewonnen und mit Myelomzellen der Maus fusioniert. Diese Fusion verleiht der B-Zelle Langlebigkeit. Nach der Fusion gilt es, diejenigen Zellen zu finden, die genau den Antikörper herstellen, der das gewünschte Antigen erkennt. Die antikörperproduzierende langlebige Zelle (Hybridomzelle) wird dann im Kulturmedium oder in der Peritonealhöhle der Maus vermehrt und erzeugt große Mengen des gewünschten monoklonalen, d.h. immunchemisch identischen Antikörpers. Diese Antikörper sind relativ leicht charakterisierbar und weitgehend homogen. Da von monoklonalen Antikörpern jedoch nur ein einziges Epitop erkannt werden kann, ist die Bindungsreaktion des Antikörpers von der Integrität dieses Epitops abhängig. Aus diesem Grund ist exakt auf eine optimale Fixierung zu achten; viele mAk sind beispielsweise an formalinfixiertem Gewebe nicht anwendbar.

Polyklonale Antikörper entstammen meist dem Kaninchen, aber auch Ziege, Schwein, Schaf, Meerschweinchen und Pferd kommen als Spender in Frage. Die Immunisierung des Tiers erfolgt durch wiederholte Injektionen des Antigens zusammen mit einem Adjuvans als Stimulus. Die polyklonalen Antikörper werden dann aus dem Serum der Tiere gewonnen. Diese Antikörper stellen eine Mischung aus verschiedenen Idiotypen, oft auch verschiedener Isotypen dar, d. h. sie erkennen verschiedene Epitope auf einem Antigen mit unterschiedlicher Affinität. Dies erklärt, daß die Färbung bei polyklonalen Antikörpern häufig weniger lokalisiert und hintergrundreicher als bei monoklonalen Antikörpern ist, andererseits polyklonale Antikörper für fixationsbedingte Veränderungen der Antigene weniger anfällig sind.

### Direkte und indirekte Techniken

Bei der *direkten Technik* (Abb. 56) ist das Enzym bereits an den Primärantikörper gebunden, so daß nur eine einzige Inkubation notwendig ist. Danach wird die Substratlösung aufgetragen, bis eine ausreichende Farbintensität vorhanden ist. Der Nachteil der Technik besteht darin, daß keine Signalverstärkung erreicht wird: jedes Epitop bindet nur ein Enzymmolekül.

Bei der *indirekten Technik* (Abb. 56), wird ein Primärantikörper aufgetragen, der von einem zweiten enzymgebundenen Antikörper erkannt wird. Bei Verwendung eines monoklonalen Antikörpers von der Maus wäre der zweite Antikörper somit ein Antimausantikörper. Da mehrere Zweitantikörper an verschiedene Epitope des Primärantikörpers binden, wird die Anzahl der gebundenen Enzyme bereits deutlich erhöht. Eine weitere Signalverstärkung kann erreicht werden, wenn ein dritter enzymgekoppelter, gegen den Zweitantikörper gerichteter Antikörper zusätzlich inkubiert wird. Beispiel: Primärantikörper vom Kaninchen, Sekundärantikörper vom Schwein (Antikaninchen), Tertiärantikörper von der Ziege (Antischwein). Sekundär- und Tertiärantikörper sind mit dem gleichen Enzym gekoppelt und werden anschließend mit Substratlösung inkubiert. Diese Dreischrittechnik erreicht oft die Sensitivität von löslichen Enzymimmunkomplexen (PAP oder APAAP).

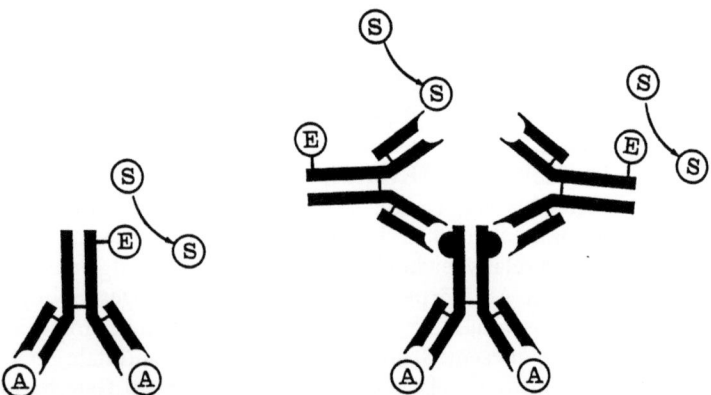

**Abb. 56.** Immunhistochemie: direkte (*links*) und indirekte (*rechts*) Technik. Während bei der direkten Technik bereits durch eine einzige Enzym (*E*) -Substratreaktion (*S*) der an das Antigen (*A*) gebundene Primärantikörper sichtbar gemacht wird, geschieht dies bei der indirekten Technik über an den Primärantikörper gebundene Sekundär- und Tertiärantikörper

## Peroxydase-Antiperoxydase-Technik (PAP)

Das Prinzip der PAP-Technik besteht darin, daß ein löslicher Enzym-Antienzym-Komplex anstelle eines enzymkonjugierten Antikörpers verwendet wird (Abb. 57). Der Komplex besteht aus 2 Antikörpern und 3 Peroxydasemolekülen. Wesentlich ist, daß der Brückenantikörper sowohl den Enzymimmunkomplex als auch den Primärantikörper erkennt – beide müssen von derselben Tierspezies und Immunglobulinklasse stammen – und im Überschuß vorliegt. Viele Brückenantikörper binden an den Primärantikörper und gleichzeitig an den Komplex, so daß eine große Anzahl von Enzymen pro Antigenepitop gebunden wird. Dies verleiht der Technik eine hohe Sensitivität. Die im Gewebe bereits vorhandene endogene Peroxydaseaktivität kann durch Wasserstoffsuperoxid blockiert werden (Arbeitsanleitung s. Anhang).

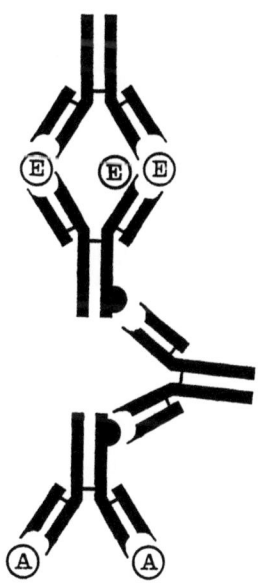

Abb. 57. Prinzip der Peroxydase-Antiperoxydase-Technik (*PAP*). Brückenantikörper erkennt sowohl Enzym-Antienzym-Komplex (*E*) als auch an Antigen (*A*) gebundenen Primärantikörper

## Avidin-Biotin-Technik (ABC)

Diese Technik (Abb. 58) nutzt die starke Affinität des Vitamins Biotin zu dem Eiweißkörper Avidin oder Streptavidin. Der Sekundärantikörper wird biotinyliert, d. h. Biotin wird kovalent an den Antikörper gebunden. Danach werden mehrere Avidin-Biotin-Enzymkomplexe an den Sekundärantikörper angelagert.

## Alkalische-Phosphatase-antialkalische-Phosphatase-Technik (APAAP)

Auch diese Technik bedient sich eines löslichen Enzym-Immun-Komplexes, wobei der Komplex aus einem Antikörper und 2 Enzymmolekülen besteht

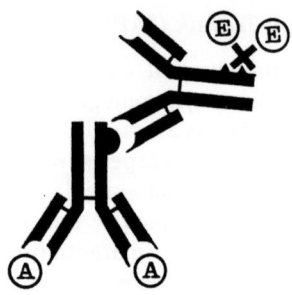

**Abb. 58.** Avidin-Biotin-Technik (ABC): Markierung des an das Antigen (A) gebundenen Primärantikörpers über einen mit Avidin-Biotin-Enzymkomplex (E×E) beladenen Sekundärantikörper

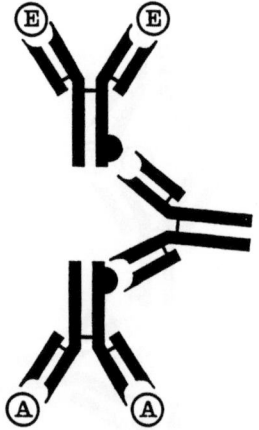

**Abb. 59.** Alkalische Phosphatase-antialkalische-Phosphatase-Technik (APAAP): Brückenantikörper bindet Antigen (A) beladenen Primärantikörper und löslichen Enzym-Immun-Komplex (E)

(Abb. 59). Wiederum muß der Sekundärantikörper sowohl den Primärantikörper als auch den Komplexantikörper erkennen. Endogene alkalische Phosphataseaktivität kann durch Levamisol blockiert werden. Durch wiederholte Anlagerungen von Brückenantikörpern und Enzymkomplexen ist eine starke Signalintensivierung möglich (Arbeitsanleitung s. Anhang).

### 2.1.2 Auswertung immunzytochemisch gefärbter Präparate

Zunächst wird geprüft, ob in der Positivkontrolle die erwarteten Färbeeffekte aufgetreten sind, d. h. die Morphologie der positiven Zellen den Zielzellen der Untersuchung entspricht. Danach erfolgt die Überprüfung der Negativkontrolle. Nur bei fehlender unspezifischer Färbung und minimaler Hintergrundfärbung sind die untersuchten Präparate auszuwerten. Sind beide Voraussetzungen erfüllt, werden die Testpräparate mäanderförmig durchgemustert und die Morphologie der gefärbten Präparate beurteilt. Zur weiteren Auswertung bedient man sich zweier Zähltechniken.

- Absolute Zellzahl pro Objektträger: das definierte Feld auf dem Objektträger wird vollständig durchgemustert und alle positiven Zellen erfaßt.
- Relative Zellzahl pro Objektträger: zunächst wird ein repräsentativer Bereich des Objektträgers eingestellt, in dem 200 Zellen ausgezählt werden. Der Anteil der positiven Zellen pro 200 gezählter Zellen wird prozentual ermittelt.

Für den klinischen Gebrauch reicht die Ermittelung der relativen Zellzahl häufig aus. Für wissenschaftliche Fragestellungen, vor allem bei wiederholten Bürstungen über eine Zeitspanne, sind beide Auswertungsverfahren notwendig, da z. B. die Zunahme einer Zellpopulation mit Veränderungen anderer Zellgruppen einhergehen kann. Eine Zunahme von neutrophilen und eosinophilen Granulozyten um jeweils 20 % würde beispielsweise bei der relativen Zählung nicht auffallen, da das Verhältnis der Zellpopulationen zueinander gleichbleibt.

## 2.2 Auswahl von Primärantikörpern

Grundsätzlich stehen für die Exfoliativzytologie alle Antikörper, sowohl monoklonale als auch polyklonale, zur Verfügung, so lange sie die in Abschnitt 2.1.1 genannten Anforderungen erfüllen. Insbesondere durch die Art der Fixierung und Lagerung – Lufttrocknung, Acetonfixierung, Gefrierlagerung – sind auf der Zelloberfläche befindliche und auch intrazytoplasmatische Epitope für monoklonale Antikörper normalerweise gut erhalten. Im folgenden werden eine Reihe von Antikörpern einschließlich ihrer – soweit vorhanden – CD-Klassifikation (*CD* „cluster of differentiation", internationales Klassifizierungssystem für Antigene und Antikörper, nur ausreichend definierte und etablierte Antigene/Antikörper erhalten eine CD-Bezeichnung), Spezifität und Anwendung besprochen, die nach eigener Erfahrung teilweise schon heute allgemein klinische Relevanz besitzen (z. B. IgE, EG 2). Bei monoklonalen Antikörpern verwenden wir üblicherweise die APAAP-Technik (s. S. 113 f.), bei polyklonalen die PAP-Technik (s. S. 113).

Durch Färbung mehrerer Zytozentrifugenpräparate eines Patienten mit verschiedenen Primärantikörpern lassen sich die Zellen hinsichtlich ihrer Zugehörigkeit, Aktivierung bzw. Syntheseleistung genau charakterisieren.

### 2.2.1 Antihuman-IgE- (mAk und pAk) und andere gegen Immunglobuline gerichtete Antikörper (Tabelle 4, 5)

Tabelle 4. Antihuman-IgE-Antikörper

| Klon | Spezifität | Verdünnung des Primärantikörpers |
|---|---|---|
| ME 1 | Menschliches IgE | 1 : 20 |
| Polyklonaler Antihuman-IgE-AK | Menschliches IgE (ε-Kette) | 1 : 200 |

*Anwendung – Antihuman-IgE-Antikörper*

Das Immunglobulin IgE wird von Mastzellen, basophilen Granulozyten, Makrophagen und Monozyten, dendritischen Zellen (Langerhans-Zellen), B-Lymphozyten und wahrscheinlich auch eosinophilen Granulozyten über Rezeptoren auf der Zelloberfläche gebunden. In isotypspezifischen Plasmazellen, die jedoch nicht an der Nasenschleimhaut vorkommen, ist IgE auch intrazytoplasmatisch nachweisbar. Ausschlaggebend für den diagnostischen Wert des IgE-Nachweises in der Exfoliativzytologie ist, daß vornehmlich Mediatorzellen (Mastzellen, basophile Granulozyten) gegen inhalative Allergene gerichtetes IgE auf ihren hochaffinen IgE-Rezeptoren an der Zelloberfläche binden. Zwar verfügen auch die Zellen des Nichtallergikers über IgE-Rezeptoren, diese sind jedoch nicht

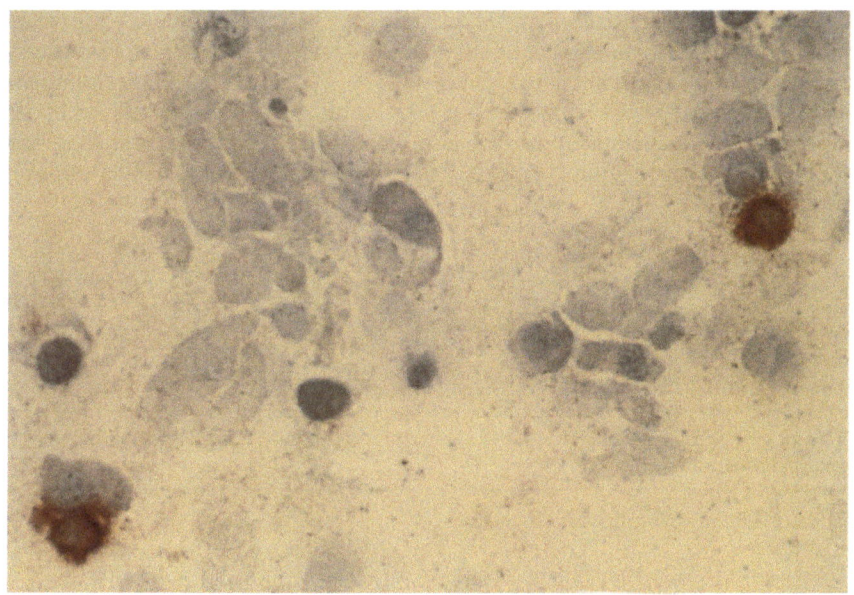

**Abb. 60.** Immunzytochemie: IgE-positive Zellen im Bürstenpräparat eines Pollenallergikers. (Vergr. 400:1)

oder kaum beladen. IgE-positive Zellen finden sich beim Inhalationsallergiker nur nach ausreichender Allergenexposition auf der Schleimhautoberfläche, sind dort aber dann über Wochen nachweisbar (Abb. 60). Die zytologische Untersuchung zum Nachweis einer Allergie sollte aus diesem Grund während oder kurz nach einer Beschwerdephase erfolgen. Der Nachweis IgE-positiver Zellen erscheint nach heutiger Kenntnis spezifisch für eine IgE-vermittelte allergische Rhinitis (Ausnahmen: Parasiteninfektion, hoher IgE-Spiegel bei Neurodermitikern ohne Rhinitis). Der Nachweis von zellgebundenen IgE-Molekülen mit den beschriebenen Antikörpern läßt keine Aussage darüber zu, gegen welches Allergen IgE gerichtet ist.

**Tabelle 5.** Antikörper gegen Immunglobuline

| Klon | Spezifität | Verdünnung des Primärantikörpers |
| --- | --- | --- |
| 6 E 2 C 1, NIF 2 | Menschliches IgA | 1:10–1:40 |
| A 57 H, 8 a 4 | Menschliches IgG | 1:40–1:80 |
| IgD 26 | Menschliches IgD | 1:20–1:50 |
| R 1/69 | Menschliches IgM | 1:50–1:100 |

*Anwendung – Antikörper gegen Immunglobuline*

Für die Exfoliativzytologie der Nasenschleimhaut liegen bislang wenig konkrete Untersuchungsergebnisse zur Verteilung von Ig-synthetisierenden Plasmazellen vor. IgA ist das wichtigste, vornehmlich an Schleimhautoberflächen schützende Immunglobulin und kann auch in der Exfoliativzytologie in wenigen Plasmazellen intrazytoplasmatisch nachgewiesen werden. Bei einem *IgA-Mangelsyndrom* würde dieser Nachweis nicht gelingen. Der Anteil der IgG-positiven Zellen ist höher und steigt nochmals im Rahmen einer entzündlichen Erkrankung der Nasenschleimhaut. IgD und IgM sind selten nachweisbar und spielen klinisch kaum eine Rolle.

### 2.2.2 Makrophagen- und Monozytenantigene (Tabelle 6)

**Tabelle 6.** Antikörper gegen Makrophagen und Monozyten

| Klon | Spezifität | Verdünnung des Primärantikörpers |
| --- | --- | --- |
| EBM 11, KP 1 (CD 68) | Makrophagen, Monozyten | 1:50 |
| DK 22 | Histokompatibilitätskomplex, HLA-DR | 1:20–1:00 |
| 27 E 10 | Aktivierte, entzündungsfördernde Makrophagen, Monozyten, neutrophile Granulozyten | 1:100 |
| 25 F 9 | Ruhende Makrophagen und Monozyten | 1:20 |

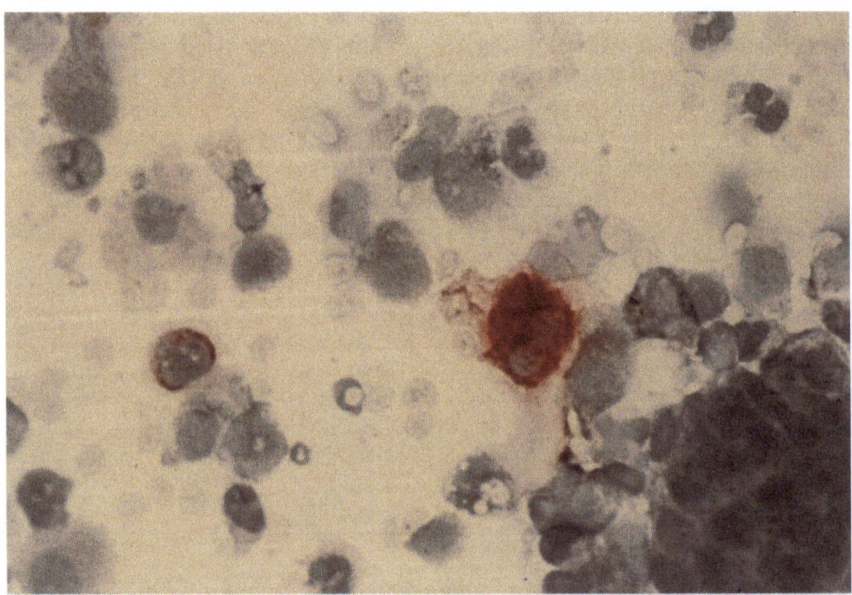

**Abb. 61.** Immunzytochemie: CD 68-positive Zellen im Bürstenpräparat eines Milbenallergikers. (Vergr. 400:1)

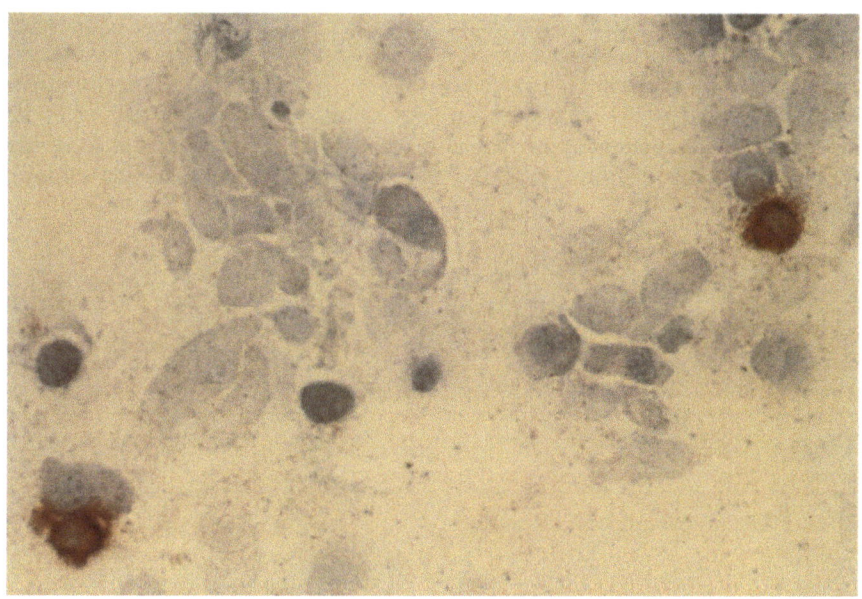

**Abb. 60.** Immunzytochemie: IgE-positive Zellen im Bürstenpräparat eines Pollenallergikers. (Vergr. 400:1)

oder kaum beladen. IgE-positive Zellen finden sich beim Inhalationsallergiker nur nach ausreichender Allergenexposition auf der Schleimhautoberfläche, sind dort aber dann über Wochen nachweisbar (Abb. 60). Die zytologische Untersuchung zum Nachweis einer Allergie sollte aus diesem Grund während oder kurz nach einer Beschwerdephase erfolgen. Der Nachweis IgE-positiver Zellen erscheint nach heutiger Kenntnis spezifisch für eine IgE-vermittelte allergische Rhinitis (Ausnahmen: Parasiteninfektion, hoher IgE-Spiegel bei Neurodermitikern ohne Rhinitis). Der Nachweis von zellgebundenen IgE-Molekülen mit den beschriebenen Antikörpern läßt keine Aussage darüber zu, gegen welches Allergen IgE gerichtet ist.

**Tabelle 5.** Antikörper gegen Immunglobuline

| Klon | Spezifität | Verdünnung des Primärantikörpers |
| --- | --- | --- |
| 6 E 2 C 1, NIF 2 | Menschliches IgA | 1:10–1:40 |
| A 57 H, 8 a 4 | Menschliches IgG | 1:40–1:80 |
| IgD 26 | Menschliches IgD | 1:20–1:50 |
| R 1/69 | Menschliches IgM | 1:50–1:100 |

*Anwendung — Antikörper gegen Immunglobuline*

Für die Exfoliativzytologie der Nasenschleimhaut liegen bislang wenig konkrete Untersuchungsergebnisse zur Verteilung von Ig-synthetisierenden Plasmazellen vor. IgA ist das wichtigste, vornehmlich an Schleimhautoberflächen schützende Immunglobulin und kann auch in der Exfoliativzytologie in wenigen Plasmazellen intrazytoplasmatisch nachgewiesen werden. Bei einem *IgA-Mangelsyndrom* würde dieser Nachweis nicht gelingen. Der Anteil der IgG-positiven Zellen ist höher und steigt nochmals im Rahmen einer entzündlichen Erkrankung der Nasenschleimhaut. IgD und IgM sind selten nachweisbar und spielen klinisch kaum eine Rolle.

### 2.2.2 Makrophagen- und Monozytenantigene (Tabelle 6)

**Tabelle 6.** Antikörper gegen Makrophagen und Monozyten

| Klon | Spezifität | Verdünnung des Primärantikörpers |
| --- | --- | --- |
| EBM 11, KP 1 (CD 68) | Makrophagen, Monozyten | 1:50 |
| DK 22 | Histokompatibilitätskomplex, HLA-DR | 1:20–1:00 |
| 27 E 10 | Aktivierte, entzündungsfördernde Makrophagen, Monozyten, neutrophile Granulozyten | 1:100 |
| 25 F 9 | Ruhende Makrophagen und Monozyten | 1:20 |

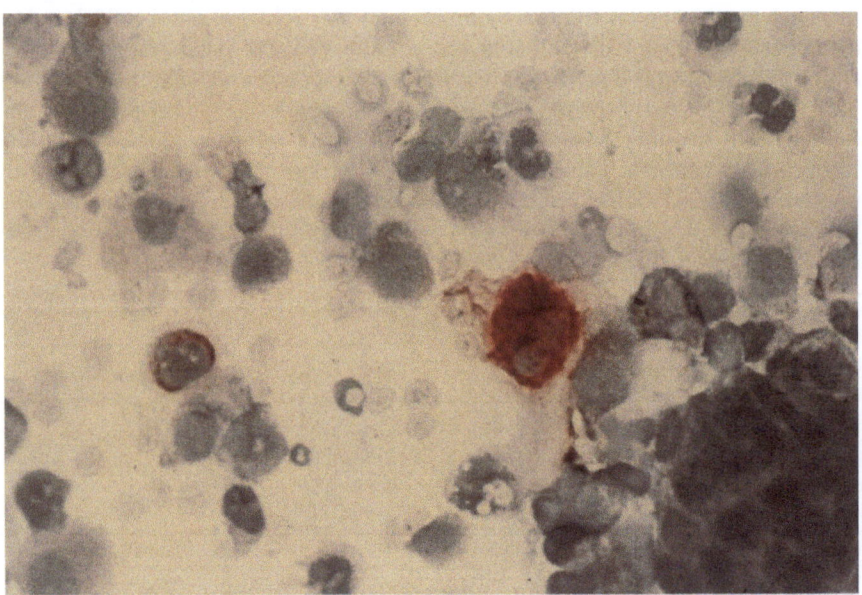

**Abb. 61.** Immunzytochemie: CD 68-positive Zellen im Bürstenpräparat eines Milbenallergikers. (Vergr. 400:1)

*Anwendung — Antikörper gegen Makrophagen und Monozyten*

Anders als im unteren Respirationstrakt, in dem etwa 90 % der durch Lavage gewonnenen Zellen Alveolarmakrophagen darstellen, liegt der Anteil von Makrophagen oder monozytären Zellen bei der gesunden Nasenschleimhaut unter 0,5 %. Diese Zellen sind teilweise HLA-DR positiv, d.h. sie exprimieren den Haupthistokompatibilitätskomplex Klasse II und sind damit als antigenpräsentierende, immunkompetente Zellen ausgewiesen. Bei Entzündungsreaktionen — bakteriell und allergisch — steigt ihr relativer Anteil um das Zehnfache. Gleichzeitig verschiebt sich der Anteil von aktivierten zu ruhenden Makrophagen (27 E 10 versus 25 F 9). Über Veränderungen der Makrophagen bei chronischen Infektionen liegen keine Erkenntnisse vor. Ein erhöhter Anteil der Zellpopulation ist aber als Hinweis auf eine akut ablaufende Entzündungsreaktion zu werten. Hinsichtlich Größe und Erscheinungsbild der CD 68-positiven Zellen (Abb. 61) läßt sich eine große, dem Alveolarmakrophagen ähnelnde von einer kleineren, den Monozyten des peripheren Bluts vergleichbare Zelle differenzieren.

### 2.2.3 Granulozyten- und Mastzellmarker

Tabelle 7. Antikörper gegen Granulozyten und Mastzellen

| Klon | Spezifität | Verdünnung des Primärantikörpers |
|---|---|---|
| EG 2 | Gespaltenes eosinophil-kationisches Protein (ECP) | 1:80 |
| G 5 | Tryptase in Mastzellen | 1:20–1:50 |
| MPO-7 | Myeloperoxydase in neutrophilen Granulozyten und Monozyten | 1:50–1:100 |

*Anwendung — EG 2*

Eosinophile Granulozyten sind konventionell zytologisch mühelos darstellbar und vor allem bei allergischen Erkrankungen und pseudoallergischen Unverträglichkeitsreaktionen vermehrt. Sie verfügen über eine einzigartige Ausstattung an basischen Proteinen und Enzymen, die die Zellen des respiratorischen Epithels nachhaltig schädigen und so zur chronischen Entzündung und Hyperreagibilität der Schleimhaut führen. Eines dieser basischen Proteine ist ECP, das eosinophil-kationische Protein. Die ungespaltene, nichtaktivierte Form ist durch den Antikörper EG 1 zu erkennen, die aktivierte gespaltene Form durch den Antikörper EG 2 (Abb. 62). Damit ergibt sich die Möglichkeit, über den Nachweis eosinophiler Granulozyten hinaus, das Ausmaß der Aktivierung dieser Zellen zu definieren. Je höher der Anteil von EG 2-positiven Zellen unter den eosinophilen Granulozyten, desto aktiver ist momentan die Krankheit. ECP ist auch frei im Nasensekret nachweisbar.

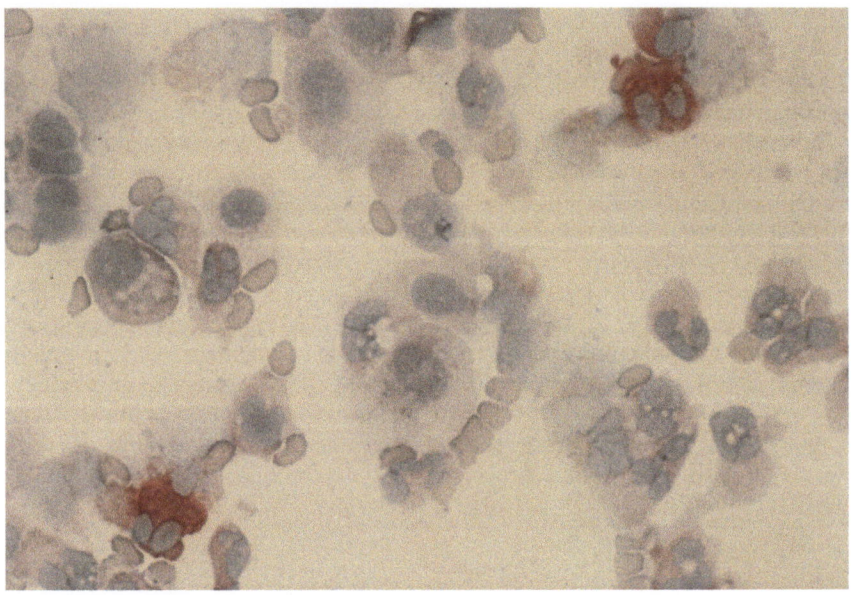

**Abb. 62.** Immunzytochemie: EG2-positive Zellen als Marker der Eosinophilenaktivierung im Bürstenpräparat eines Pollenallergikers. (Vergr. 400:1)

## Anwendung – G5

Basophile Granulozyten und Mastzellen lassen sich konventionell zytologisch nur unsicher aufgrund ihrer Morphologie unterscheiden. Bei der Toluidinblaufärbung weisen beide Zellpopulationen charakteristischerweise eine metachromatische Färbung ihrer Granula auf. Das Enzym Tryptase kommt jedoch nur in Mastzellen vor; es wird bei deren Degranulation freigesetzt. Auf diese Weise gelingt eine Trennung der beiden Mediatorzellpopulationen.

## Anwendung – MPO-7

Ein Hauptenzym der neutrophilen Granulozyten ist die Myeloperoxydase, die z. B. bei allergischen Reaktionen oder bakteriellen Infektionen freigesetzt wird. Dieses Enzym läßt sich intrazytoplasmatisch in neutrophilen Granulozyten, aber auch monozytären Zellen nachweisen.

## 2.3 Anwendung verschiedener Antikörper am Beispiel der allergischen Rhinitis

Die allergische Rhinitis stellt eine der häufigsten Entzündungsformen der Nasenschleimhaut dar. Zentraler Schaltpunkt ist zunächst der Kontakt des Allergens mit den auf den Mastzellen gebundenen allergenspezifischen Antikörpern. Die durch Degranulation der Mastzellen ausgelöste Sofortsymptomatik wird bei 70–80 % der Patienten von einer zellulären Spätphasenreaktion gefolgt, die den entzündlichen Charakter allergischer Affektionen ausmacht. Somit ist die Schleimhaut eines Allergikers einem ständigen, von der Allergenexposition abhängigen Wandel unterworfen. Die nachfolgenden Beispiele sollen einen Einblick in die Aussagefähigkeit immunzytochemischer Techniken für die Diagnostik der allergischen Rhinitis, den Nachweis der Spätphasenreaktion sowie die Bestimmung der Aktivität der Erkrankung geben.

*Diagnostik der allergischen Rhinitis*

- Liegt der letzte *Allergenkontakt über 8 Wochen zurück*, findet man zytologisch häufig einen *Normalbefund*. Der Anteil der eosinophilen Granulozyten liegt unter 5 %, IgE-positive Zellen sind nur vereinzelt nachweisbar.
- Mit *Beginn der Allergenexposition* ändert sich das Zellbild rasch. 10–30 % der Zellen sind eosinophile Granulozyten, je 1–5 % IgE-positive Mastzellen, basophile Granulozyten und (vereinzelt auch IgE-positive) Makrophagen.
- Bereits *wenige Tage nach dem letzten Allergenkontakt* bildet sich die Eosinophilie vollständig zurück, während IgE-positive Zellen noch über Wochen nachweisbar bleiben. Da eine relative Eosinophilie nicht pathognomonisch für eine allergische Rhinitis ist, sondern auch bei anderen Entzündungsformen, z.B. der aspirinsensitiven Rhinitis, auftritt, ist der Nachweis von Eosinophilen von geringer Spezifität für die Diagnostik. Zellen mit an der Oberfläche gebundenen IgE-Antikörpern sind nach heutiger Kenntnis dagegen ein spezifischer Hinweis auf eine IgE-vermittelte allergische Reaktion. Seltene Ausnahmen: Parasiteninfektionen, Hyper-IgE-Syndrom, IgE-positive Zellen in der Zytologie des Neurodermitikers ohne Rhinitissymptomatik.

**Merke:**

- Der Nachweis von IgE-positiven Zellen in der Zytologie eines Patienten mit Rhinitisbeschwerden ist ein eindeutiger Hinweis für das Vorliegen einer allergischen Genese.

*Nachweis der Spätphasenreaktion*

Der Schweregrad einer allergischen Entzündung und damit verbunden die Hyperreaktivität der Nasenschleimhaut hängt von dem Vorhandensein bzw. der Stärke der zellulären Spätphasenreaktion ab, die ohne erneuten Stimulus 2–4 h nach Allergenkontakt beginnt und weit über 24 h anhält. Diese Spätphasenreaktion ist gekennzeichnet durch die Einwanderung und Aktivierung verschiedener

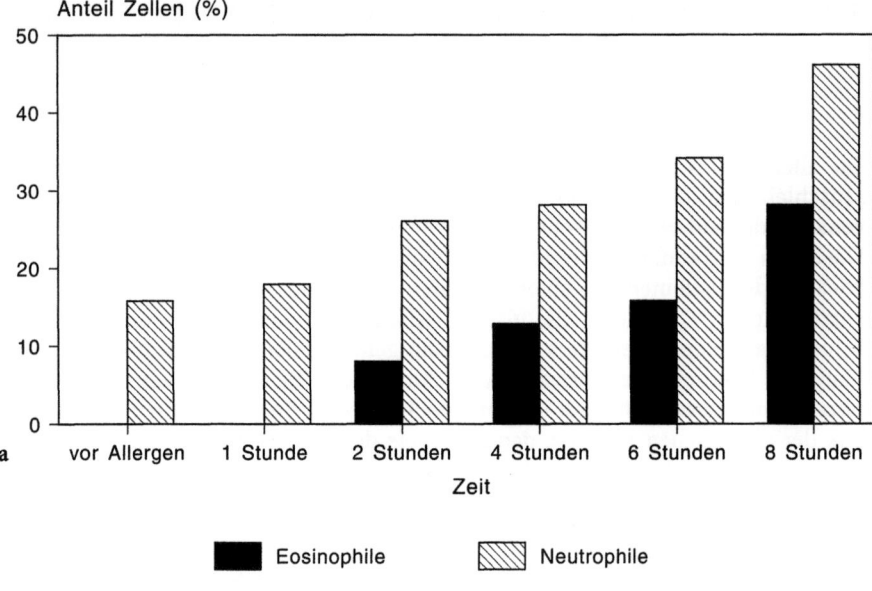
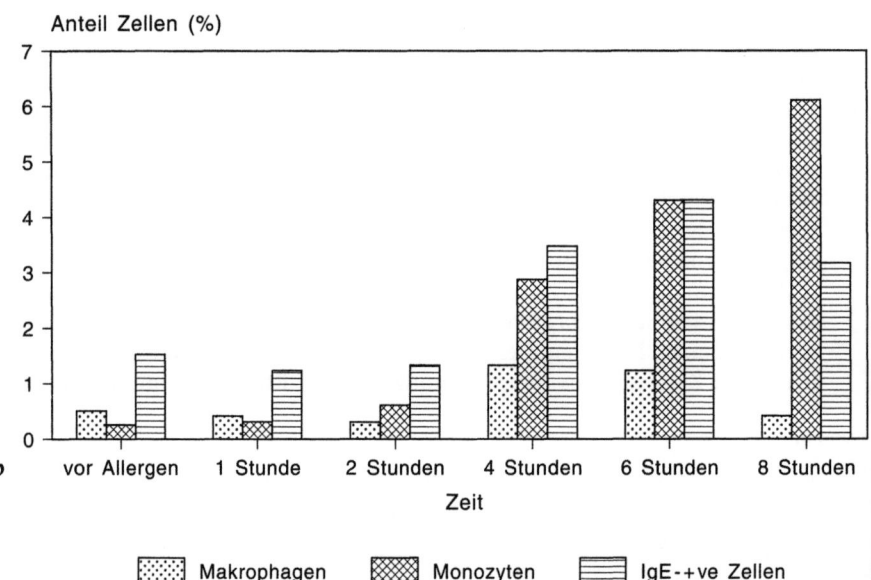

**Abb. 63 a, b.** Einstrom der Entzündungszellen während der Spätphase bei positiver nasaler Provokation. Prozentualer Anteil von **a** Eosinophilen und Neutrophilen sowie **b** Makrophagen, Monozyten und IgE-positiven Zellen in der Nasenschleimhaut

Zellpopulationen: neutrophile, eosinophile und basophile Granulozyten, Makrophagen und monozytäre Zellen (Abb. 63 a, b). Mit Hilfe der Cytobrushmethode erkennt man:

- Anstieg der IgE-positiven Zellen von 0 (Stunde 0) auf bis zu 6 % (Stunde 8),
- unterschiedlich dazu verlaufende Zunahme metachromatischer Zellen (basophile Granulozyten, Mastzellen),
- steter Anstieg Eosinophiler von <5 % (Stunde 0) auf bis zu 30 % (Stunde 8),
- innerhalb der Eosinophilen Anstieg der aktivierten, EG 2-positiven Formen,
- geringer Anstieg der neutrophilen, myeloperoxydasepositiven Granulozyten,
- Zunahme CD 68-positiver Makrophagen bzw. monozytärer Zellen von ca. 0,5 % (Stunde 0) auf bis zu 5 % (Stunde 8).

**Merke:**

- Eine allergische Spätphasenreaktion ist klinisch meist nicht zu erfassen; ihr Nachweis gelingt über die wiederholte Anfertigung zytologischer Präparate (mindestens 3 Zeitpunkte: Stunde 0, 4, 8).

*Bestimmung der Aktivität der Erkrankung*

Die Aktivität der allergischen Erkrankung ist sowohl von der Allergenexposition als auch der Therapie (z. B. topische Glukokortikoide, Immuntherapie) abhängig. Zur Bestimmung der Aktivität der Erkrankung bzw. des Therapieerfolgs können folgende Parameter angewendet werden:

- Degranulationsindex (%) $= \dfrac{\text{IgE-positive Zellen} - \text{metachromatische Zellen}}{\text{IgE-positive Zellen}} \cdot 100$

Der Degranulationsindex entspricht dem Anteil der degranulierten, nicht mehr metachromatisch (Toluidinblaufärbung) anfärbbaren Zellen und beträgt beispielsweise während der Spätphasenreaktion zwischen 25 und 40 %. Einzelne IgE-positive Makrophagen fallen kaum ins Gewicht, da weit über 90 % der Zellen durch Doppelfärbung eindeutig als metachromatische Zellen mit IgE-Antikörpern an der Oberfläche identifiziert wurden.

- *Aktivierungsindex (%)* (Eosinophile) $= \dfrac{\text{EG2-positive eosinophile Granulozyten}}{\text{Gesamtzahl eosinophiler Granulozyten}} \cdot 100$

Der Aktivierungsindex kann bei der allergischen oder aspirinsensitiven Rhinitis eingesetzt werden und beträgt beispielsweise bei der Spätphasenreaktion der allergischen Rhinitis zwischen 15 und 30 %. Durch topische Kortikosteroide oder eine Hyposensibilisierung wird nicht nur die Zahl der Eosinophilen, sondern auch deren Aktivitätsindex deutlich gesenkt.

- Der Anteil der *CD 68-positiven Makrophagen bzw. monozytären Zellen* ist ein Marker für die ablaufende Immunreaktion. Werte über 1 % weisen auf eine aktive Entzündungsreaktion hin.

- Die Färbung des *mastzellspezifischen Enzyms Tryptase* erlaubt die Abgrenzung dieser Mediatorzellen von den basophilen Granulozyten.

- Die Aktivitätsbestimmung kann auch durch Messung freigesetzter *Mediatoren im Sekret* (Histamin, Tryptase, eosinophil-kationisches Protein) vorgenommen werden.

**Merke:**

- Die immunhistochemische Färbung von Zellaktivierungsmarkern erlaubt eine Aussage über die Aktivität der allergischen Reaktion sowie den Erfolg einer antiallergischen Therapie.

# Vitalzytologie zur Abschätzung der Flimmerzellfunktion | 3

T. Deitmer

## 3.1 Grundlagen des mukoziliaren Transports

### 3.1.1 Anatomie der Zilien

Die Zilien an der Oberfläche der Flimmerzellen (s. S. 22) besitzen beim Menschen eine Länge von 5–7 µm und einen Durchmesser von 0,1–0,3 µm. Während lichtmikroskopisch 8–20 bewegliche Härchen differenzierbar sind, lassen sich elektronenmikroskopisch 200–300 Zilien je Flimmerzelle nachweisen. Zwischen den Zilien findet sich an der Zelloberfläche ein Saum von Mikrovilli, der an Stoffwechselvorgängen und der Flüssigkeitsregulation entscheidend beteiligt ist (Abb. 64).

Im transmissionselektronenoptischen Anschnitt zeigen die Zilien ein typisches tubuläres Bild, bei der 9 periphere Doppeltubuli regelmäßig um 2 zentrale Tubuli angeordnet (9 · 2-Struktur) und von einer Zellmembran umgeben sind (Abb. 65, 66). Ihre Stabilität erhalten die Zilien durch speichenartige Verbindungen zwischen den Tubuli. Bei diesen Strukturen handelt es sich z. T. um die sog. Dyneinarme, die eine hohe ATP-ase-Aktivität besitzen und als der primäre Motor ziliarer Bewegung anzusehen sind. Die Schlagrichtung einer Zilie wird durch einen Sporn am Basalkörperchen festgelegt, mit dem die Zilie im Zelleib verankert ist.

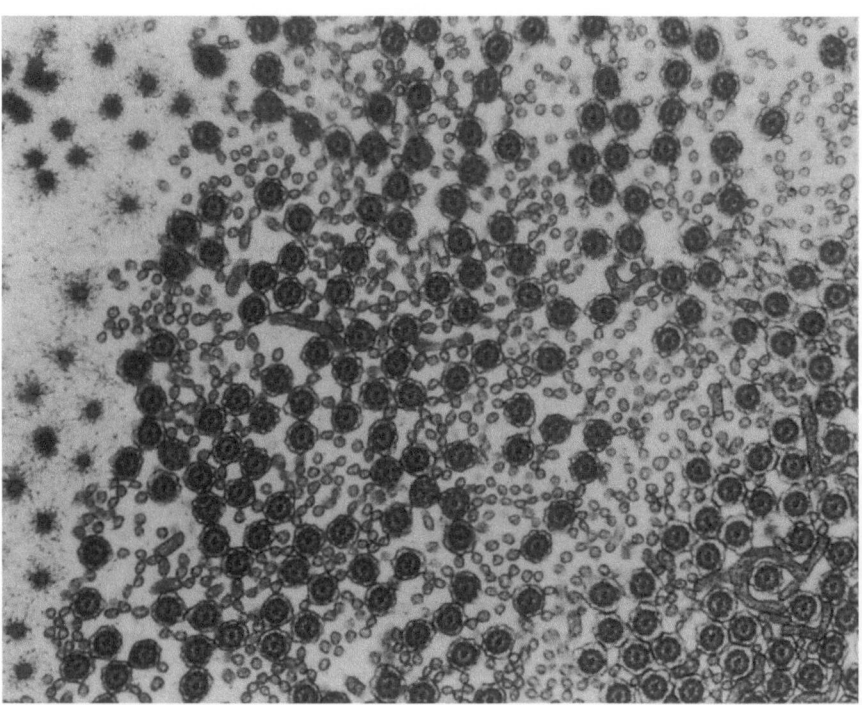

**Abb. 64.** Elektronenmikroskopie eines Zilienfelds mit zwischengelagerten Mikrovilli

Grundlagen des mukoziliären Transports | 127

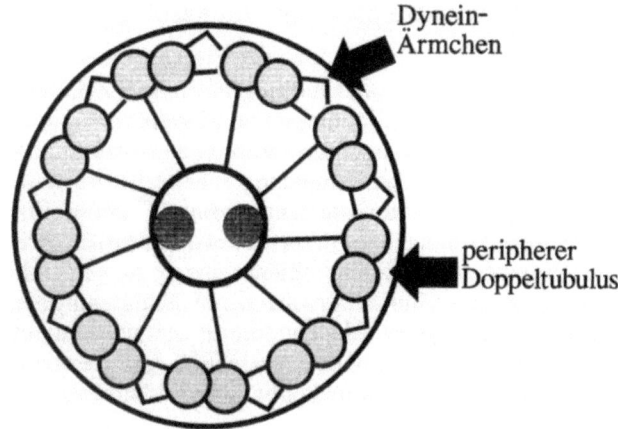

**Abb. 65.** Schemazeichnung eines Zilienaxonems

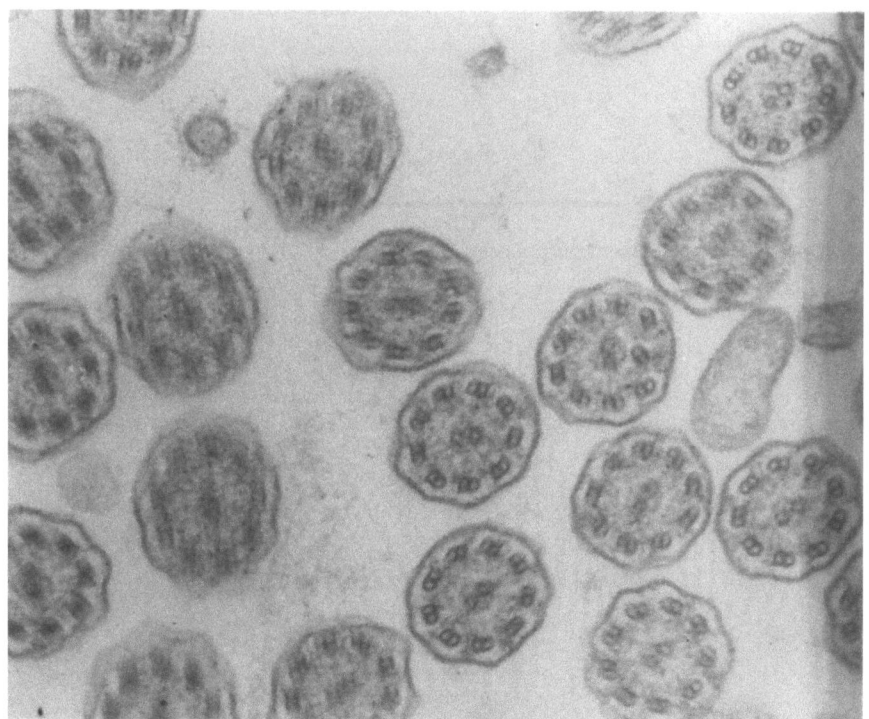

**Abb. 66.** Elektronenmikroskopie von Zilienausschnitten

## 3.1.2 Physiologischer und gestörter Zilienschlag

Während man früher annahm, daß die fingerförmigen Zellausstülpungen der Zilien durch wiederkehrendes Einpumpen von Zytoplasma bewegt werden, ist mit Bekanntwerden der elektronenmikroskopischen Struktur klar geworden, daß sich – ähnlich wie bei Muskelfilamenten – benachbarte Tubulusstrukturen gegenseitig verschieben und durch die gemeinsame Fixierung im Basalkörperchen Knickbewegungen entstehen. Dieses Bewegungsprinzip wird als *Theorie der gleitenden Filamente* bezeichnet. Zilien zeigen einen peitschenähnlichen Schlagablauf in Form einer Ellipse, der sie dazu befähigt, aufliegenden Schleim effektiv voranzutreiben. Dabei schlagen die vielen nebeneinanderstehenden Flimmerhärchen nicht synchron, sondern geringfügig zeitversetzt und erzeugen ein Bild, welches einem Kornfeld ähnelt, über das der Wind streicht (*metachrone Bewegung*).

Während des Schlagablaufs unterscheidet man eine *Effektivphase* und eine *Rückholphase* (Abb. 67). Bewegungsmuster, die neben dem Prinzip der *Doppelschichtung des Schleims* (Abb. 68) Grundvoraussetzungen für einen normalen mukoziliaren Transport darstellen. In der dünnflüssigen *Solphase*, deren Höhe

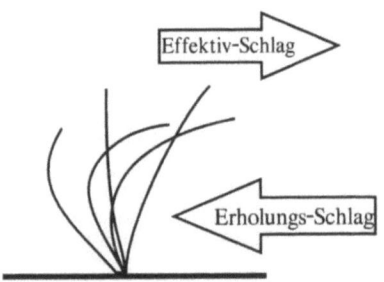

**Abb. 67.** Schema der Zilienschlagphasen

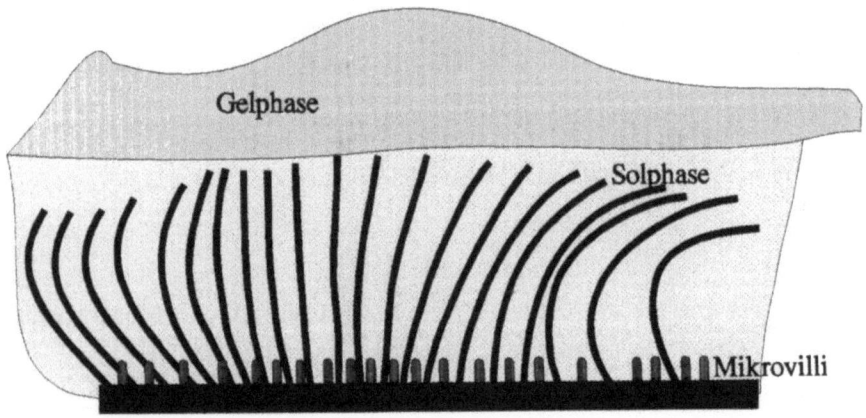

**Abb. 68.** Mukoziliares System der Nasenschleimhaut

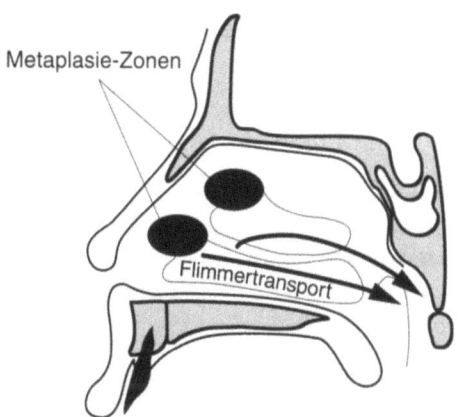

**Abb. 69.** Flimmertransportwege in der Nase

vermutlich durch die Mikrovilli geregelt wird, können sich die Flimmerhärchen frei bewegen und v. a. ihren Rückschlag durchführen. Beim Effektivschlag muß die Höhe der Solphase so geregelt sein, daß die Zilien gerade die aufliegende dickere *Gelphase* berühren und vorantreiben können. Dies geschieht mit einer Geschwindigkeit von einigen Millimetern pro Minute.

Die Transportwege des Flimmerepithels der Nase weisen nach dorsal Richtung Choanen (Abb. 69). Dies gilt auch für das Nasenseptum, wobei auf vorspringenden Leisten und Knickbildungen oftmals nur ein stark gelichteter Flimmerepithelbesatz vorkommt. Eine kurze Strecke ohne Flimmerepithelbesatz kann vom mukoziliaren Transport jedoch fraglos überwunden werden, wie aus Untersuchungen nach Tracheaquerresektionen bekannt ist. In der Kieferhöhle ist der mukoziliare Transport vom Boden der Nebenhöhle sternförmig über Seitenwände und Dach gerichtet, um dann im Ostiumbereich wieder zu konvergieren. Siebbeinzellen und Keilbeinhöhle entleeren direkt auf das Ostium zu, während MESSERKLINGER (1951) in der Stirnhöhle einen ungewöhnlichen Rundtransport entdeckte.

Der Einstrom unklimatisierter Luft auf das respiratorische Epithel hat zur Folge, daß die Flimmerzelldichte zugunsten eines metaplastischen Epithels zurückgeht. Aus diesem Grund sind vordere Anteile der Nasenhaupthöhle im Bereich von Nasenklappe, Kopf der mittleren und unteren Muschel nur wenig mit Flimmerepithel besetzt (Abb. 69). Es ist bekannt, daß diese Metaplasieflächen durch Ausschaltung der Nasenatmung nach Tracheotomie oder Laryngektomie verschwinden. Aus Studien mit Schleimhautexplantaten weiß man, daß das Flimmerepithel sehr empfindlich auf Temperaturänderungen reagiert. Bis zu Umgebungstemperaturen von etwa 40° C steigt die Flimmerschlagfrequenz, um dann zunächst reversibel ab etwa 50° C zu sinken oder irreversibel zu sistieren. Bei Abkühlung unter 36° C verlangsamt sich der Flimmerschlag reversibel. Wie Mukosaexplantatversuche gezeigt haben, ist die Funktion des mukoziliaren Transports sehr empfindlich gegenüber Austrocknung. Die optimale relative Luftfeuchtigkeit liegt oberhalb von 90 %.

## 3.2 Vitalzytologischer Abstrich

### 3.2.1 Prinzip

Beim vitalzytologischen Abstrich werden instrumentell (s. Abschn. 1.2.1) Teile des oberhalb der Basalmembran gelegenen respiratorischen Epithels gesammelt. Das gewonnene Material wird unter Bedingungen einer kurzfristigen Kultur ohne das Ziel einer Zellvermehrung gehalten und umgehend unter funktionellen Gesichtspunkten beurteilt.

### 3.2.2 Ausrüstung

- *Labormikroskop* mit Phasenkontrast, da ungefärbte Präparate zu beurteilen sind. Zur genauen Zelldifferenzierung bis zu 800fache Vergrößerung. Beheizbarer Mikroskoptisch, um die Flimmerzellaktivität bei der Untersuchung nicht zu beeinträchtigen (Aktivitätsoptimum bei 37° C).
- *Hämatologische Zählkammer* nach Fuchs-Rosenthal, ersatzweise andere Zählkammern oder hohlgeschliffene Objektträger.
- Kleine *Küvetten* (z. B. Eppendorf) oder andere kleine Reagenzgläschen.
- Zytologische *Nylonbürste* (gynäkologische oder Bronchoskopieabstrichbürsten), ersatzweise scharfe oder auch stumpfe Ohrküretten.
- *Nasenspekulum, Stirnlampe* oder Stirnspiegel zur Naseninspektion.
- *Wasserbad* bzw. Wärmeblock, um Reagenzgefäße auf 37° C zu halten.
- *Laborpipette* für Portionierung von 100 µl (z. B. Eppendorf).
- Physiologisch gepuffertes *Kulturmedium* (z. B. Dulbeccos modified Eagle Medium der Fa. Gibco).

### 3.2.3 Versuchsablauf

Reinigung der Nase von überschüssigem Schleim oder Borken durch Schneuzen oder Absaugen. Keine Blutung setzen, da hohe Erythrozytenmenge die mikroskopische Beurteilung stark erschwert!
↓
Frühzeitiges Einschalten des Mikroskopheiztischs, inklusive Vorwärmen von Zählkammer und 100 µl des Kulturmediums (37° C).
↓
Abstrichentnahme unter rhinoskopischer Kontrolle mittels Bürste oder Kürette (s. Abschn. 1.2.1) unter sanftem Druck von unterer Nasenmuschel, Nasenboden, Septumschleimhaut oder gezielt aus anderen Regionen.
↓
Ausschütteln in 100 µl warmer (37° C) Kulturlösung.
↓
Durchmischen der Zellsuspension und Einbringen in die vorbereitete Zählkammer mit einer µl-Pipette.

Die einzelnen Schritte sollten ohne Verzögerung erfolgen. Sind sie innerhalb einer $^1/_2$ h nach Entnahme beendet, kann problemlos Kulturmedium ohne Antibiotikazusatz verwendet werden. Wird das Untersuchungsgut länger bei einer Temperatur von 37° C aufbewahrt, ist allerdings mit bakterieller Überwucherung zu rechnen. Das Einfrieren einer solchen Probe mit Dimethylsulfoxid ist beschrieben, jedoch mit zusätzlichem methodischem Aufwand und Problemen behaftet.

### 3.2.4 Auswertung unter dem Mikroskop

Für eine gute Beurteilung eines in der oben beschriebenen Art angefertigten, ungefärbten Präparats ist die exakte Einstellung der Phasenkontrasteinrichtung erforderlich. Mit geringer Vergrößerung gewinnt man Übersicht über das Präparat und kann beurteilen, ob die Zellernte hinreichend ist und inwieweit eine homogene Verteilung von freien Zellen oder Zellgruppen in der Zählkammer vorliegt. Unter stärkerer Vergrößerung lassen sich folgende epitheliale Zellen differenzieren (Abb. 70):

- bewegliche, vitale Flimmerzellen;
- immobile, tote Flimmerzellen mit oft blasenartigen Zytoplasmaausstülpungen;
- andere Epithelzellen (z. B. Plattenepithelien, Basalzellen).

Man beginnt – orientiert am gravierten Rastersystem der Zählkammer – mit der Auszählung der genannten Epithelien, bis mindestens 100 Zellen identifiziert sind. Dieses Ziel wird erreicht, wenn man $^1/_8$, $^1/_4$, $^1/_2$ oder sogar das gesamte gravierte Volumen der Kammer beurteilt hat. Sind 100 Zellen ausgezählt, kann durch entsprechende Multiplikation die Gesamtzellzahl im Zählkammervolumen ermittelt werden. Beim Auszählen wird, wie bei einem hämatologischen Ausstrich, nach verschiedenen Zellarten differenziert, so daß man bei entsprechender Umrechnung absolute und relative Anteile extrapolieren kann. Hilfreich sind hierbei mechanische oder elektronische Zählgeräte, die auch zur Leukozytendifferenzierung eingesetzt werden. Entstehen während des Auszählvorgangs Probleme durch das Vorliegen von Epithelhaufen, muß die Zahl der vorhandenen Zellarten abgeschätzt werden. *Kennwert des vitalzytologischen Abstrichs* ist somit im Rahmen der Zellauszählung die *Gesamtzahl epithelialer Zellen bezogen auf das Kammervolumen sowie die prozentuale Verteilung von vitalen Flimmerzellen, toten Flimmerzellen und anderen Epithelien.*

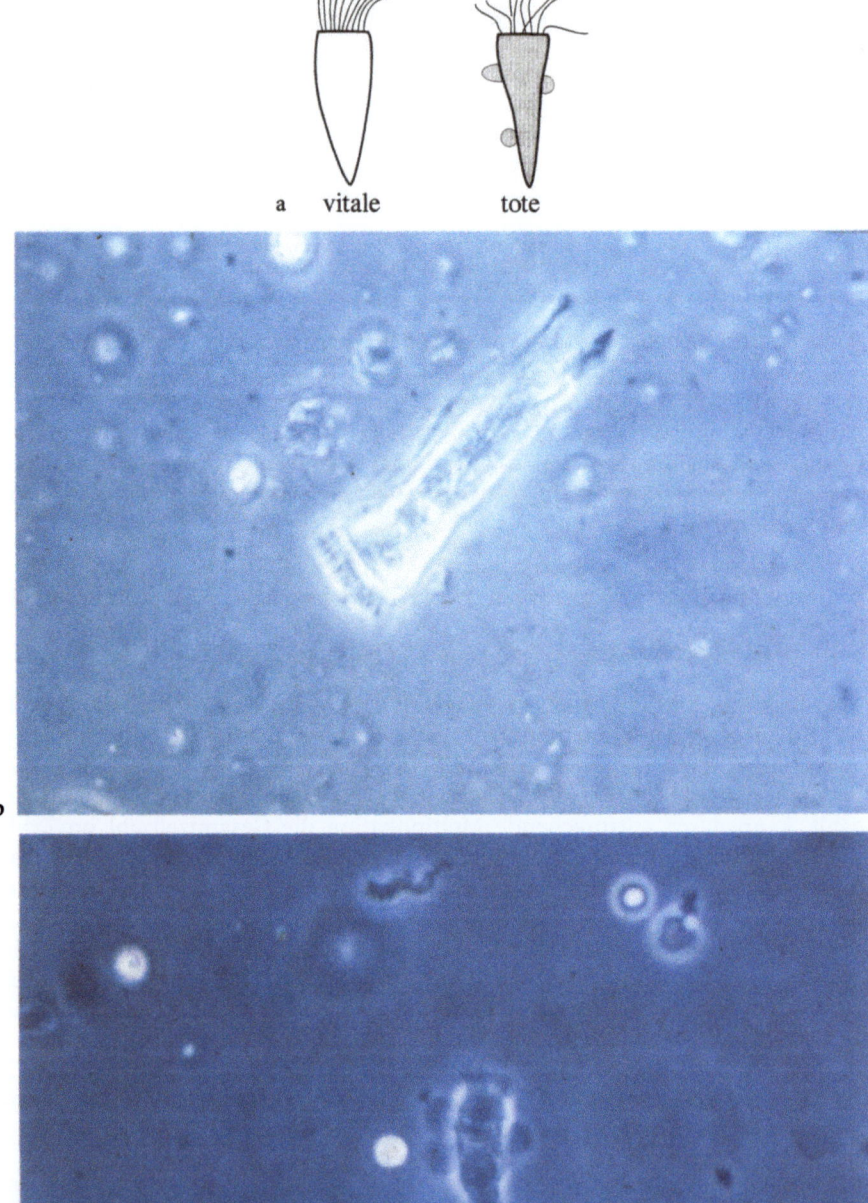

**Abb. 70 a–c.** Flimmerzellen bei der Vitalzytologie. **a** Schemazeichnung, **b** vitale Flimmerzelle im Phasenkontrast, **c** tote Flimmerzelle im Phasenkontrast

## 3.2.5 Normalbefund

In Abhängigkeit von der Abstrichlokalisation und Art der Abstrichentnahme finden sich, wie in den Abschnitten 1.1 und 1.2.1 beschrieben, unterschiedliche Verteilungsmuster epithelialer Zellen. Je weiter vorn in der Nase der Abstrich erfolgt, desto weniger Flimmerepithelien und um so mehr Plattenepithelien findet man; je oberflächlicher abgestrichen wird, um so mehr abgeschilferte tote Flimmerzellen sind zu erwarten. Wird der Abstrich im Übergangsbereich zwischen vorderem und mittlerem Anteil der unteren Nasenmuschel durchgeführt, erhält man normalerweise mindestens 20–40 % *eindeutig vitale Flimmerzellen*. Die Gesamtzahl der Epithelien als Maß der Beurteilbarkeit eines Abstrichs sollte im Kammervolumen von 0,0625 mm$^3$ mehrere hundert Zellen betragen.

## 3.2.6 Fehlersuche

- Sehr zellarmer Abstrich: zu vorsichtige Abstrichtechnik (Bürste drehen, evtl. scharfe Ohrkürette verwenden!).
- Erythrozyten im Abstrich: zu forcierter Abstrich, vorbestehendes Nasenbluten, andere zuvor durchgeführte endonasale Maßnahmen.
- Bakterien im Abstrich: verzögerte Aufarbeitung des Abstrichs, Kulturlösung kontrollieren, sterile Entnahme des Kulturmediums.
- Ringartige Kammerfüllung: Kammerinhalt verdunstet zunehmend unter der Wärme, zügiges Auszählen des Abstrichs!

## 3.3 Flimmerschlaganalyse

### 3.3.1 Prinzip

Durch einen zweiten Strahlengang mit entsprechender Einblendung können bei mikroskopischer Betrachtung eines vitalzytologischen Abstrichs Helligkeitsänderungen elektrisch erfaßt werden, die durch die Zilienbewegung der Flimmerzellen erzeugt werden. Hieraus läßt sich auf die Frequenz des Flimmerschlags schließen.

### 3.3.2 Ausrüstung

Zur Flimmerschlaganalyse benötigt man das gesamte in Abschnitt 3.2.2 für den vitalzytologischen Abstrich aufgelistete Instrumentarium. Besonders wichtig ist hierbei der Mikroskopheiztisch, der für die korrekte Einhaltung der Temperatur während der Flimmerschlagfrequenzmessung unabdingbar ist. Das Mikroskop muß einen Strahlenteiler, z. B. für einen Phototubus, besitzen. In diesem Beobachtungsstrahlengang muß eine Einblendung möglich sein, so daß ein photosensibler Bereich in der Präparatebene von nur wenigen μm entsteht. Nur so kann gezielt der Flimmersaum einer Flimmerepithelzelle anvisiert werden (Abb. 71).

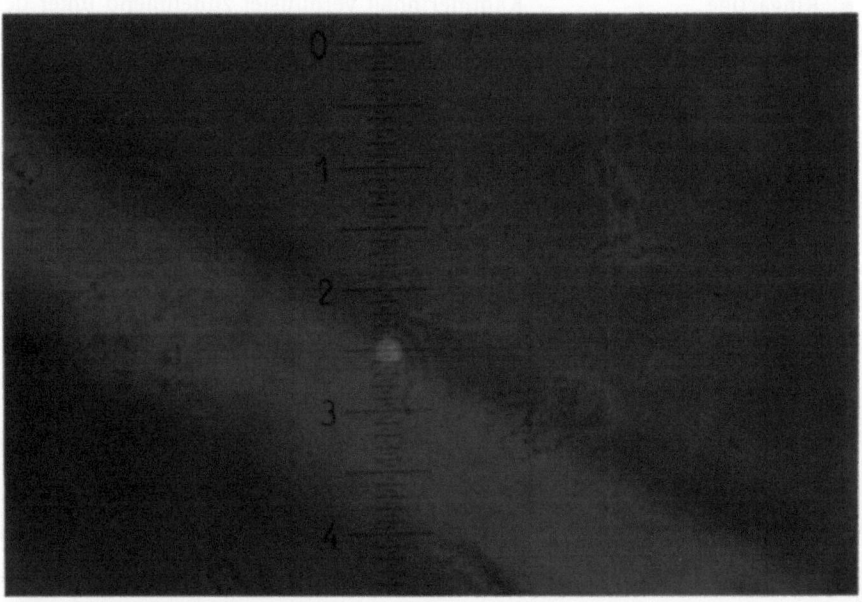

**Abb. 71.** Photoempfindlicher Bereich im Präparat

Im Beobachtungsstrahlengang muß der photosensible Bereich bekannt sein (Okularraster, Okularmikrometer, Gegenbeleuchtung durch die Blende und somit Projektion der Blendenöffnung auf das Präparat); hinter der Blende ist ein Photomultiplier oder ein photoempfindlicher Halbleiter zu installieren. Dem dort abgegriffenen und verstärkten Photostrom ist erfahrungsgemäß die Netzfrequenz aufmoduliert, was entweder durch die Wechselstrombeleuchtung des Mikroskops oder die elektrische Streuwirkung des Netzes entstehen kann. Die zu erwartende Meßfrequenz liegt unter 30 Hz. Aus diesem Grund kann mit einem steilen Tiefpaßfilter die Netzfrequenz analog bzw. bei Benutzung entsprechender Computereinrichtungen besser digital eliminiert werden. Um eine optimale Einstellung einer anvisierten Flimmerepithelzelle zu erreichen, ist es günstig, den gewonnenen Photostrom auf einem Oszilloskop zu beobachten (Abb. 72). Die Auszählung der Schlagfrequenz kann durch eine elektronische Schaltung erfolgen, die zählt, wie oft pro Sekunde eine einstellbare Triggerschwelle von einem Wellenzug durchbrochen wird. Hierdurch lassen sich kleine Störwellen geringer Amplitude, die nicht als ein Äquivalent einer Flimmerschlagbewegung angesehen werden können, herausfiltern (Abb. 73). Unter Benutzung entsprechend schneller Analog-digital-Wandlerkarten und passender Softwarepakete kann die Beurteilung eines Wellenzugs jedoch auch durch eine schnelle Fourier-Transformation erfolgen, wobei sich die Spitze der vorherrschenden Frequenz gut darstellen läßt.

Da derzeit kein fertiges Gerät zur Flimmerschlaganalyse auf dem Markt ist und von Mikroskopfirmen vielfach nur kostenaufwendige Gerätschaften angeboten werden, sind kostengünstige Eigenkonstruktionen im optischen und elektronischen Bereich zu empfehlen.

### 3.3.3 Auswertung

Da in einem vitalzytologischen Präparat die Schlagfrequenz einzelner Zellen stark variieren kann, ist es erforderlich, mehrere Zellen auszuzählen. Die Beurteilung der augenscheinlich 10 aktivsten Zellen erscheint ein guter Kompromiß zwischen Exaktheit und Praktikabilität. Die Zellen müssen über mindestens 10 s beobachtet werden, da zwischenzeitliche Schwankungen der Flimmerschlagfrequenz bekannt sind. Je nach verwendetem System läßt sich die vorherrschende Schlagfrequenz eines Präparats durch Bilden eines Mittelwerts mit Angabe entsprechender Verteilungsparameter angeben. Für den Einsatz im vitalzytologischen Abstrich ist eine solche statistische Charakterisierung der *Flimmerschlagfrequenz* unumgänglich. Es werden in solchen Abstrichen Mittelwerte zwischen *etwa 8 und 18 Hz* gefunden, wobei unter Annahme einer Normalverteilung Standardabweichungen von 2 bis 3 üblich sind. Die Analyse eines vitalzytologischen Abstrichs ist jedoch gänzlich von der Meßsituation zu unterscheiden, bei der man eine einzelne Zelle unter dem Mikroskop beobachtet und dabei Einflußparameter ändert. Es ergeben sich hier erfahrungsgemäß wesentlich engere Verteilungen. Demnach sind Aussagen über Flimmerschlagfrequenzen immer nur unter Berücksichtigung der angewandten Methode und mit Blick auf statistisch überprüfte Meßwerte zu bewerten. Bei INGELS et al. (1991) finden sich weitere Vorschläge zur Signalbeurteilung.

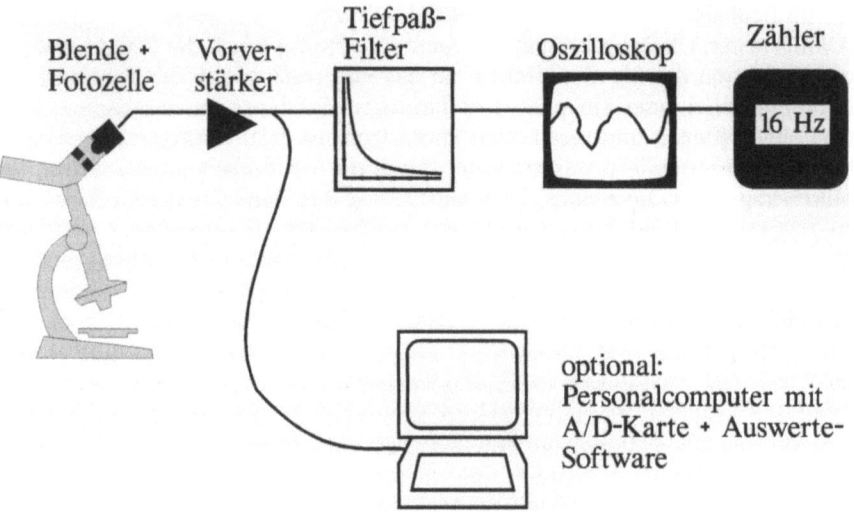

**Abb. 72.** Blockschaltbild einer Flimmerfrequenzmeßeinrichtung

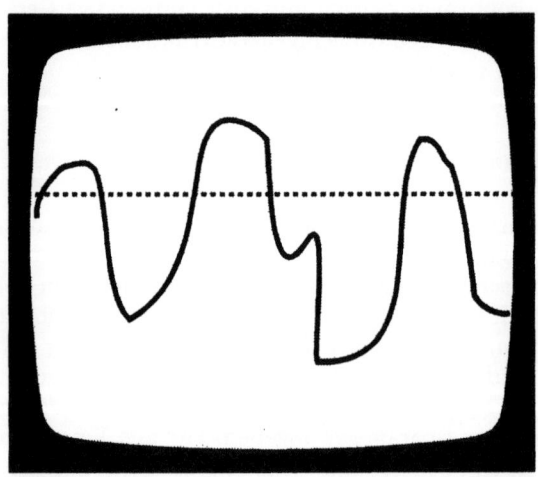

**Abb. 73.** Bild eines Wellenzugs am Oszilloskop mit eingeblendeter Triggerschwelle

### 3.3.4 Bewertung des Schlagablaufs

Es gibt Krankheitszustände, bei denen der Ablauf des Flimmerschlags nicht typisch peitschenförmig, sondern spiralig oder scheibenwischerartig erfolgt. Verständlicherweise kann durch solche Bewegungen ein Flüssigkeitsstrom oder das Vorantreiben einer Schleimschicht nicht erfolgen. Diese Zustände werden als *dyskinetisches Ziliensyndrom* bezeichnet. Für die Beurteilung des Schlagablaufs ist das bloße Auge wegen der Flimmerverschmelzungsfrequenz wenig geeignet. Man benötigt hierfür einen Hochgeschwindigkeitsfilm. Dabei ist zu beachten, daß die notwendige Beleuchtungsstärke eine thermische Wirkung auf das Präparat besitzt. Die Aufnahme auf ein konventionelles Videosystem ist wenig nützlich, da die Videobildfrequenz zu gering ist. Um den Schlagablauf zeitlupenartig betrachten zu können, sind Hochgeschwindigkeitsvideoanlagen mit einer genügend hohen Bildfrequenz erforderlich. Die *Effektivität des Flimmerschlags* läßt sich allerdings auch mit einfacheren Mitteln beurteilen. Haften mehrere Flimmerzellen aneinander an und bilden einen längeren Flimmerzellsaum, lassen sich durch Bewegung feinster Verunreinigungen teilweise Flüssigkeitsströmungen entlang der Zelloberfläche beobachten. Einzeln liegende aktive Flimmerzellen versetzen sich selbst durch ihren Flimmerschlag in Rotationsbewegungen. Beide Effekte lassen auf einen normalen Schlagablauf schließen.

### 3.3.5 Fehlersuche

- Ungenügendes Photosignal: durch zu kleine Blende zu geringe Lichtmenge am Photomultiplier oder Phototransistor, Strahlengang dejustiert, schlechte Phasenkontrasteinstellung des Mikroskops, nicht steilflankiger Tiefpaßfilter, zu große Blende mit resultierender Überlagerung mehrerer Zellen.
- Unstabiles Photosignal: Zelle ist im Präparat nicht genügend fixiert und wandert aus photosensiblem Bereich, zu leichtgängiger und nichtfixierter Kreuztisch durch die Beheizung.
- Diskrepanz zwischen geschätzter und gemessener Frequenz: bei einer freiliegenden Zelle wird die Bewegung des Zelleibs gemessen, die als eine Resonanzfrequenz durch Flimmerschlag und Masse des frei beweglichen Zelleibs entsteht, deshalb gilt die Empfehlung: Zellen messen, die im Zelleib fixiert sind!

## 3.4 Saccharintest

Mithilfe des vitalzytologischen Abstrichs läßt sich allein die Funktion der Flimmerzellen beurteilen. Eine häufige Störung des mukoziliaren Transports kann jedoch auch durch Störungen der Schleimzusammensetzung erfolgen, so daß trotz normaler Flimmerzellfunktion die Reinigungsfunktion der Nase gestört ist. In diesen Fällen ist der Saccharintest einzusetzen. Saccharinpulver einer Körnigkeit von etwa 500 µm wird mit einem zugelassenen blauen Lebensmittelfarbstoff versetzt. Eine geringe Menge dieses Pulvers wird unter Sicht ca. 1 cm dorsal des vorderen Ansatzes auf die Schleimhaut der unteren Nasenmuschel oder korrespondierende Septumanteile aufgebracht. Der Patient soll normal atmen, weder schneuzen noch die Nase hochziehen. Durch regelmäßiges Schlucken alle 30 s kann der Patient recht zuverlässig angeben, wann der süße Geschmack des Saccharinpulvers im Rachen erscheint. Hierdurch läßt sich die *gesamte Transportfunktion des Flimmerepithels der Nase* beurteilen. Es ist empfehlenswert, für den Test diejenige Nasenseite auszuwählen, die bzgl. des Nasenzyklus die gerade offene Seite ist. Die Normalwerte für den Transport vom Naseneingang bis zur Choane liegen zwischen 3 und etwa 15 min. Längere Transportzeiten sind nur fraglich durch einen mukoziliaren Transport erzeugt, da innerhalb einer solchen Frist auch eine Verteilung durch Diffusion denkbar wäre. Auch bei übermäßig starker Sekretansammlung in der Nase kann eine Geschmacksempfindung durch einfache Durchmischung erfolgen. *Ein normaler Saccharintest läßt auf eine normale mukoziliare Transportfunktion schließen. Ein pathologisch verlängerter Saccharintest läßt offen, ob die Störung durch Beeinträchtigung der Zilienbewegung oder durch Störung der Schleimschichtung bedingt ist.* Zudem ist sicherzustellen, daß bei dem untersuchten Patienten keine Geschmacksstörung vorliegt. Transportuntersuchungen in der Nase sind auch mit nuklearmedizinischen Methoden möglich.

## 3.5 Praktische Empfehlungen und typische Befunde

Soll bei einem Patienten die mukoziliare Funktion der Nasenschleimhaut überprüft und Störungen der *Mukus- oder Zilienkomponente differenziert* werden, empfiehlt sich eine Testbatterie, bestehend aus *Transportuntersuchung (Saccharintest) und vitalzytologischem Abstrich.*

Bei einem *akuten virusbedingten Schnupfen* sind vitale Flimmerzellen typischerweise nicht zu finden, da sie der zytotoxischen Desquamation zum Opfer fallen. Selbst 2 bis 3 Wochen nach dem akuten Infekt findet man nur wenige vitale Flimmerzellen.

Bei Vorliegen einer *chronischen Rhinitis* ist die Zahl vitaler Flimmerzellen vom Ausmaß der Schleimhautschädigung und Grad der Metaplasie abhängig. Neben der Reduktion vitaler Flimmerzellen besteht meist eine Störung der Schleimschichtung.

Domäne des vitalzytologischen Abstrichs ist freilich der Nachweis *primärer und sekundärer Ziliendyskinesien.* Hierbei ist zu beachten, daß die Zilienstörung auch im infektfreien Intervall wiederholt nachgewiesen werden muß. Die Diagnose einer Ziliendyskinesie wird im weiteren auch nach klinischen Parametern gestellt (sekretorische Otitis media, bronchiale Symptomatik mit Bronchiektasien, Situs inversus, kongenitales Beschwerdebild). Die elektronenmikroskopische Diagnosestellung durch Nachweis eines Defekts der Dyneinarme im Zilienaxonem wird zwar in der Literatur oft erwähnt, ist in der Praxis jedoch nicht unproblematisch, da diese Strukturen an den Grenzen elektronenmikroskopischer Auflösbarkeit liegen. Für entsprechende Untersuchungen empfiehlt sich eine enge Absprache mit einem elektronenmikroskopischen Labor, da der Nachweis eines vereinzelten Defekts nicht hinreichend ist. Der vorhandene Defekt muß aus vielen guten Zilienqueranschnitten mit statistischer Signifikanz erkennbar sein.

Bei einer *Mukoviszidose* ist das Flimmerepithel primär funktionell intakt, während der mukoziliare Transport durch die gestörte Schleimschichtung zum Erliegen gekommen ist. Zu bedenken ist, daß auch bei einer solchen primär nicht ziliären Schädigung durch die entstehende chronische Entzündung sekundär Metaplasien der Schleimhaut mit Verlust funktionsfähiger Flimmerepithelien resultieren können.

# Anhang 4

# A: Färbeanleitungen

## Panoptische Färbung nach Pappenheim

1. Färbung in May-Grünwald-Lösung (3–5 min)
2. Spülen in Aqua dest. pH=7,0 (1–3 min)
3. Färben in Giemsa-Gebrauchslösung (0,3 ml Stammlösung auf 10 ml Aqua dest. pH=7,0; 15 min)
4. Spülen in Aqua bidest. pH=7,0 (1–3 min)
5. Lufttrocknung, Farbniederschläge abwischen

**Fehler:** Spülwasser sauer oder alkalisch (Farbverschiebung); durch Übersättigung der Farblösung Partikel auf dem Objektträger (Farblösung filtern!).

## Toluidinblaufärbung

1. Toluidinblau 30 min (0,8 g Sigma T3260 in 40 ml Aqua dest., mit 1n HCL auf pH 0,5–2 einstellen)
2. Spülen mit Leitungswasser 5–10 min
   **Wichtig** bei Metachromatendarstellung: Korrekte Fixierung!

## Papanicolaou-Färbung

1. fixierte Präparate in aqua dest. 2 min
2. Harris-Hämatoxylin 3–5 min
3. 0,1 % HCl 1- bis 2mal eintauchen
4. spülen mit Leitungswasser
5. steigende Alkoholreihe 50 %, 70 %, 80 %, 96 % Ethanol jeweils 30 s
6. Orange G6-Färbelösung 3–5 min
7. spülen in 96 % Ethanol, 3 Portionen (jeweils 2mal eintauchen)
8. Eosin-Azur 50-Färbelösung 3–5 min
9. spülen in 96 % Ethanol, 3 Portionen (jeweils 2mal eintauchen)
10. absoluter Alkohol 30 sec
11. Ethanol-Xylol 1:1 2 min
12. Xylol, 2 Portionen (jeweils 2 min)
13. Eindecken (Vitro Clud)

## Papanicolaou-Schnellfärbung (3 min)

| | |
|---|---|
| 1 | kurz mit Wasser abspülen |
| 2 | 1 min Hämatoxylin |
| 3 | abspülen mit Wasser bis Wasser klar |
| 4 | absoluten Alkohol spülen |
| 5 | absoluten Alkohol spülen |
| 6 | 1 min Polychrom 3a |
| 7, 8, 9 | absoluten Alkohol spülen |
| 10, 11, 12 | Rotihistol spülen |

## Hemacolor-Schnellfärbung von Blutausstrichen
(Merck, Darmstadt)

Färbeset zur manuellen Schnellfärbung innerhalb *weniger Minuten*, bestehend aus einer Fixierlösung, 2 gepufferten Farbstofflösungen und Puffertabletten. Luftgetrockneter Ausstrich durch Eintauchen in Lösungen 1 bis 3 fixiert und gefärbt. Anfärbezeit etwa 30 s.

### Färbeanweisung: monoklonaler Antikörper, APAAP-Technik

| Antigen: | IgE | gespaltenes ECP | Oberflächenstruktur auf Makrophagen, Monozyten |
|---|---|---|---|

- OT in PBS (Sigma P4417) anfeuchten, feuchte Kammer!
- Vorinkubation mit Kaninchennormalserum 1:4, 30 min (Dakopatts, X902).

| Primär-Ak: | antihuman-IgE | EG 2 | CD 68 (EBM11) |
|---|---|---|---|
| | Bioscience | Pharmacia | Dakopatts |
| | 010195 | 10-9196-01 | M718 |
| | 1:20 | 1:80 | 1:50 |
| | 1 h, RT | 1 h, RT | 1 h, RT |

- 3mal 5 min in PBS-Puffer stellen (waschen).

Brücke:
- Kaninchenantimaus (Dako Z259) 1:50, 30 min,
- 3mal 5 min in PBS-Puffer stellen (waschen).

Komplex:
- APAAP-Mauskomplex (Dako D651) 1:50, 30 min,
- 3mal 5 min in PBS-Puffer stellen (waschen).

Substrat:
- Fast-red-Substrat (Dako K699) 37° C, 30 min,
- 3mal 5 min in Leitungswasser stellen (waschen).
- gegenfärben mit Mayers Hämalaun 30 s, 15 min wässern,
- eindecken mit Karyon F.

Ergebnis:
- die Zellkerne sind blau, die spezifisch angefärbten Zellen leuchten rot.

Anmerkung:
- Brücke und Komplex sind vorverdünnt als Universal-APAAP-Kit (Maus) zu erhalten (K670), *OT*: Objektträger.

## Färbeanweisung: polyklonaler Antikörper, PAP-Technik

Antigen:
- Beispiel: menschliches IgE,
- OT in PBS (Sigma P4417) anfeuchten, feuchte Kammer!
- Hemmung der endogenen Peroxydase: OT 20 min in ein Methanol-$H_2O_2$-Gemisch stellen (150 ml Methanol+50 ml 3% $H_2O_2$),
- 2mal 5 min in PBS-Puffer stellen,
- Vorinkubation mit Schweinnormalserum 1:4, 30 min (Dakopatts, X901).

Primär-Ak:
- antihuman-IgE, Dakopatts, A094,
- 1:200, 1 h, RT.

Brücke:
- Schweinantikaninchen (Dako Z196) 1:50, 30 min,
- 3mal 5 min in PBS-Puffer stellen (waschen).

Komplex:
- PAP-Kaninchenkomplex (Dako Z113) 1:50, 30 min,
- 3mal 5 min in PBS-Puffer stellen (waschen).

Substrat:
- AEC-Substrat (Dako K697) 30 min,
- 3mal 5 min in Leitungswasser stellen (waschen),
- gegenfärben mit Mayers Hämalaun 30 s, 15 min wässern,
- eindecken mit Karyon F.

Ergebnis:
- Die Zellkerne sind blau, die spezifisch angefärbten Zellen leuchten rot.

Anmerkung:
- Brücke und Komplex sind vorverdünnt als Universal-PAP-Kit (Kaninchen) zu erhalten (Dako K548), OT: Objektträger.

## B: Materialien, Anschriften und Preise

| Materialien | Anschriften | Preise[a] [DM] | |
|---|---|---|---|
| Objektträger | 100 Stck. Menzel-Gläser | ca. | 5,– |
| Deckgläschen | 100 Stck. Menzel-Gläser | ca. | 2,– |
| Testsimplets | Boehringer Mannheim, 50 Stck. | ca. | 99,– |
| Präparatemappen | Fa. Langenbrink, 20 Objektträger Tel. 0 76 41/82 74 | ca. | 10,– |
| Präparatekästen | Fa. Langenbrink, 100 Objektträger | ca. | 23,– |
| Mikroskope: | | | |
| Standardmikroskop (inklusive 3 Objektive) | | ab | 3 500,– |
| Phasenkontrast (inklusive 3 Objektive) | | ab | 4 300,– |
| Abstrichbürsten | Cytobrush Plus, 100 Stck Medscand Schweden | ca. | 50,– |
| Ohrkürette | Fa. Aesculap | ca. | 52,– |
| Rhinoprobe („nasal currette") | Rhino-Technics. Apotex scientific Ing. Arlington, TX 76011 USA | | |
| Trachea-suction-set | Fa. Dahlhausen & Co, Köln | ca. | 30,– |
| Absauggerät (Nasensekret) | Vacuboy | ca. | 2 000,– |
| Vitro Clud | Fa. Langenbrink, 500 ml | ca. | 57,– |
| Färbeautomat | Fa. Vogel, Tel: 06 41/93 23 10 | ab | 13 000,– |
| Zählgerät mechanisch | Fa. Jürgens (Hannover) Nr. 9309101 | ca. | 50,– |
| elektronisch | Assistent Counter AC-15 PC Fa. Hecht, Sondheim | ca. | 2 600,– |
| Kühltruhe $-86°$ C | Forma Scientific, Marietta, USA | ab | 15 000,– |
| Röhrchen | 5 ml, 1000 Stck., Fa. Greiner, Solingen Art. Nr. 124 263 | ca. | 660,– |
| Zytozentrifuge | Shandon, Frankfurt | ca. | 19 000,– |
| May-Grünwald | 500 ml, Merck-Art. Nr. 1424 | ca. | 21,– |
| Giemsa | 500 ml, Merck-Art. Nr. 9204 | ca. | 36,– |
| Toluidinblau | Fa. Riedel de Haen (Seelze), 25 g | ca. | 50,– |
| Aceton, Methanol | 1 l, Merck-Art. Nr. 14 und 6009 | ca. | 30,–/27,– |
| Ethanol | 1 l, Merck-Art. Nr. 983 | ca. | 134,– |
| Aqua dest. | 1 l | ca. | 2,– |
| Merckofix | 100 ml, Merck-Art. Nr. 3981 | ca. | 27,– |
| Haarspray (parfümfrei) | | ca. | 8,– |
| Hemacolor-Schnellfärbung | Merck-Art. Nr. 11674 | ca. | 53,– |
| PBS-Pufferlösung | Sigma, Art. Nr. P 4417, 100 Tbl. | ca. | 160,– |

[a] Unverbindliche Preisempfehlungen inklusive Mehrwertsteuer gemäß Angeboten des Fachgroßhandels für Labor- und Medizintechnik, Stand 1995.

| Antikörper | Firma | Best.-Nr. |
|---|---|---|
| *Polyklonal:* | | |
| antihuman-IgE | Dakopatts, Hamburg | A 094 |
| | | |
| *Monoklonal:* | | |
| ME 1 (IgE) | Bioscience, Emmenbrücke, CH | 010195 |
| 6 E 2 C 1 (IgA) | Dakopatts, Hamburg | M728 |
| NIF 2 (IgA) | Dianova, Hamburg | 0278 |
| A 57 H (IgG) | Dakopatts, Hamburg | M828 |
| 8 a 4 (IgG) | Dianova, Hamburg | 0279 |
| EBM 11 (CD 68) | Dakopatts, Hamburg | M718 |
| KP 1 (CD 68) | Dakopatts, Hamburg | M814 |
| DK 22 (HLA-DR) | Dakopatts, Hamburg | M704 |
| 27 E 10 (Makrophagen) | Dianova, Hamburg | 0798 |
| 25 F 9 (Makrophagen) | Dianova, Hamburg | 0800 |
| EG 2 (Eosinophile) | Pharmacia, Freiburg | 10-9196-01 |
| Tryptase (Mastzellen) | derzeit nicht kommerziell erhältlich | |
| MPO-7 (Neutrophile) | Dakopatts, Hamburg | M748 |

## C: Allgemeine Informationen

Richtlinien für die Durchführung von Laboratoriumsuntersuchungen: Kassenärztliche Bundesvereinigung, Köln, Tel. 02 21-4 00 50

Dokumentation zytologischer Präparate und Befunde (10 Jahre): Empfehlungen der deutschen Gesellschaft für Zytologie und des Berufsverbands deutscher Pathologen gemäß Abschnitt B Nr. 5g der Krebsfrüherkennungs-Richtlinien des Bundesausschusses der Ärzte und Krankenkassen vom 01. 02. 91

Leitlinien für zytologische Untersuchungen: Bundesärztekammer – Abt. Qualitätssicherung, Köln, Tel. 02 21-4 00 40

Hygienevorschriften: Robert Koch Institut, Bundesinstitut für Infektionskrankheiten und nicht übertragbare Krankheiten, Berlin, Tel. 0 30- 4 54 74

Laborarbeit – Sicherheitsvorschriften und Entsorgung: Bundesgesundheitsblatt 5/1992, Unfallverhütungsvorschriften und Richtlinien für Laboratorien der jeweiligen Gemeindeunfallversicherungsverbände bzw. Berufsgenossenschaften, Bundesministerium für Umwelt, Naturschutz und Reaktorsicherheit, Bonn, Tel. 02 28-3 05 25 94

# Literatur 5

## Geschichte der Zytologie

Bryan WTK, Bryan MA (1959) Cytologic diagnosis in otolaryngology. Trans Am Acad Ophthalmol Otolaryngol 63: 597–612

Eichner H, Behbehani A, Schlett S, Hochstraßer K (1983) Vergleichende zytologische Untersuchungen des menschlichen Nasensekrets. Laryngol Rhinol Otol 62: 261–263

Eyermann CH (1927) Nasal manifestations of allergy. Ann Otol Rhinol Laryngol 36: 808–815

Frühwald HP, Wutka P (1972) Die Zytologie in der Hals-Nasen-Ohrenheilkunde. Monatsschr Ohr Laryngorhinol Heilkd Wien 106/5: 201–214

Garrison SH (1992) An introduction to the history of medicine. 4 books. Philadelphia

Holopainen E, Stirala U (1974) Das Nasenlaboratorium, Untersuchung von verschiedenen Rhinitisformen. Monatsschr Ohr Laryngorhinol Heilkd Wien 108/8:361–368

Kahlau G (1972) Exfoliativzytologie der Atemorgane. Verh Dtsch Des Inn Med (München) 78: 204–211

Kellner G, Majer EH (1969) Das Nasensekret als Indikator für den Funktionszustand der Schleimhaut. Monatsschr Ohr Laryngorhinol Heilkd Wien 103(10): 456–458

Lyons AS, Petracelli RJ (1980) Die Geschichte der Medizin im Spiegel der Kunst. DuMont, Köln

Marti-Ibanez F (1962) The epic of medicine. Potter, New York

Mygind N, Thomsen J (1973) Cytology of the nasal mucosa. Arch Klin Exp Ohren Nasen Kehlkopfheilkd 204/2: 123–129

Papaioanou H, Naylor B, McLean JA (1969) Ciliocytophthoria in nasal secretion and its relation to infection and atopic disease. J Allergy 44/3: 165–175

Probst R, Pfaltz CR (1953) Über zytologische Diagnostik in der Oto-Rhinolaryngologie. Arch Ohren Nasen Kehlkopfheilkd 164: 197–254

Toellner R (1986) Illustrierte Geschichte der Medizin. Bd 5. AuA, Salzburg

Voss R, Reichborn-Kjenner S, Abeler V, Reith A (1986) Development of brush cytology for detection of metaplastic and dysplastic nasal mucosa lesions. A preliminary report. Acta Otolaryngol (Stockh) 101/3–4: 299–305

### 1.1. Epitheldifferenzierung der Nasenschleimhaut

Halama AR, Decreton S, Bijloos JM, Clement PAR (1990) Density of epithelial cells in the normal human nose and the paranasal sinus mucosa. A scanning electron microscopic study. Rhinology 28/1: 25–32

Inagaki M, Sakakura Y, Itah H, Ukai K, Miyoshi Y (1985) Macromolecular permeability of the tight junction of the human nasal mucosa. Rhinology 23/3: 213–221

Jahnke V (1985) Electron microscopy in rhinology. Rhinology 23/3: 173–179

Mygind N (1975) Scanning electron microscopy of the human nasal mucosa. Rhinology 13/2: 57–75

Proetz AW (1953) Applied physiology of the nose. Annals, St. Louis

Terrahe K (1970) Die Drüsen der respiratorischen Nasenschleimhaut. Eine elektronenmikroskopische und histochemische Studie. Fischer, Stuttgart

Tos M (1983) Distribution of mucus producing elements in the respiratory tract. Differences between upper and lower airway. Eur J Resp Dis 128 [Suppl]: 269–279

### 1.2.1 Zellsammelverfahren

Bickmore JT, Funkhauser JW (1972) The clinical use of nasal cytology in upper respiratory allergy. Trans Am Soc Ophthalmol Otolaryngol 13: 43–48

Eichner H, Behbehani A, Schlett S, Hochstraßer K (1983) Quantitative exfoliativ-zytologische Untersuchungen der menschlichen Nasenschleimhaut. Laryngol Rhinol Otol 62/6: 256–260

Hansel FK (1953) The cytology of the secretions in allergy. In: Hansel FK (ed) Clinical allergy. Mosby, St. Louis

Heppt W, Tasman AJ, Goerttler C (1993) Nasenzytologie zur Differentialdiagnose der Rhinitis. Allergologie 16: 2–7
Messerklinger W (1954) Physiologische und pathologische Veränderungen des Nasenepithels. Arch Ohren Nasen Kehlkopfheilkd 165: 475–484
Mygind N, Thomsen J (1973) Cytology of the nasal mucosa. Arch Klin Exp Ohren Nasen Kehlkopfhlkd 204/2: 123–129
Pipkorn U, Enerbäck L (1984) A method for the preparation of imprints from the nasal mucosa. J Immunol Meth 73/1: 133–137
Pipkorn U, Karlsson G, Enerbäck L (1988) A brush method to harvest cells from the nasal mucosa for microscopic and biochemical analysis. J Immunol Meth 112/1: 37–42

### 1.2.2/1.2.3 Fixierung, Färbung

Bryan MA, Bryan WTK (1969) Cytologic and cytochemical aspects of ciliated epithelium in the differentiation of nasal inflammatory diseases. Acta Cytol 13/9: 515–522
Orell SR, Sterrett GF, Walters MN, Whitaker D (1986) Manual and atlas of fine needle aspiration cytology. Livingstone, Edinburgh
Romeis B (1989) Mikroskopische Technik. 17. A. Urban & Schwarzenberg, München
Trotter CM, Salter DM, Wilson JA, Hall GH (1990) A comparison of methods for nasal mast cell demonstration. Rhinology 28/1: 17–23
Wingren U, Enerbäck L (1983) Mucosal mast cells of the rat intestine: a reevaluation of fixation and staining properties with specific reference to protein blocking and solubility of the granular glycosaminoglycans. Histochemistry 15/6: 571–582

### 1.3.1 Epithel

Freeman JA (1962) Fine structure of the goblet cell mucosa secretory process. Anat Rec 144: 341–357
Mygind N (1975) Scanning electron microscopy of the human nasal mucosa. Rhinology 13/2: 57–75
Petruson B, Hansson HA, Karlsson NG (1984) Structural and functional aspects of the cells in the nasal mucociliary system. Arch Otolaryngol 110/9: 576–581
Proctor DF, Anderson IB (1982) The nose. Elsevier Biomedical, Amsterdam
Toremalm NG (1983) The mucociliary apparatus. Rhinology 21/3: 197–202

### Immunabwehr

Abbas AK, Lichtman AH, Pobre JS (1991) Cellular and molecular immunology. Saunders, London
Gleich GJ (1989) Eosinophils, basopils and mast cells. J Clin Allergy Clin Immunol 84: 1024–1027
Okuda M, Kawabori S, Ohtsuka H (1983) Basophil leucocytes and mast cells in the nose. Eur J Respir Dis 64 [Suppl 128]: 7–15
Roitt I, Brostoff J, Male D (1985) Immunology. Gower, London
Tomasi TB jr (1983) Mechanisms of immune regulation at mucosal surfaces. Rev Infect Dis 5 [Suppl 4]: 784–792
Trotter CM, Carney AS, Wilson JA (1989) Mast cell distribution and morphology in human nasal turbinates following decalcification. Rhinology 27/2: 81–89
Winther B, Innes DJ, Mills SE, Mygind N et al. (1987) Lymphocyte subsets in normal airway mucosa of the human nose. Arch Otolaryngol Head Neck Surg 113/1: 59–62

### 1.3.3 Kern- und Zytoplasmaveränderungen

Freudenberg N (1988) Zytopathologie. Schattauer, Stuttgart
Hoffbrand AV, Pettit JE, Schmidt RW (1989) Klinische Hämatologie. Sandoz, Gower Medical Publishing, London

Johnston WR, Frable WJ (1979) Diagnostic respiratory cytopathology. Masson, Paris
Kahlau G (1972) Exfoliativzytologie der Atemorgane. Verh Dtsch Ges Inn Med 78: 204–211
Soost HJ (1978) Lehrbuch der klinischen Zytodiagnostik. Thieme, Stuttgart
Young JA (1985) Colour atlas of pulmonary cytopathology. Oxford Univ Press, Oxford

### 1.4.1 Allgemeine Pathologie der Nasenschleimhaut

Beneke G, Rohrbach R, Adler CP et al. (1974) Störungen des Wachstums. In: Sandritter W, Beneke G (Hrsg) Allgemeine Pathologie. Schattauer, Stuttgart, S 620
Eder M (1986) Pathologie des Wachstums und der Differenzierung. In: Eder M, Gedigk P (Hrsg) Lehrbuch der Allgemeinen Pathologie und der Pathologischen Anatomie. 32. Aufl. Springer, Berlin Heidelberg New York Tokyo, S 243
Internationale Klassifikation der Krankheiten, Verletzungen und Todesursachen (ICD) (1987) Bd II. Kohlhammer, Stuttgart
Messerklinger W (1958) Die Schleimhaut der oberen Luftwege im Blickfeld neuerer Forschung. Arch Ohren Nasen Kehlkopfheilkd 173: 1–104
Torjussen W, Solberg LA, Högetveit AC (1979) Histopathologic changes of nasal mucosa in nickel workers. Cancer 44/3: 963–974
Torjussen W (1985) Occupational nasal cancer caused by nickel and nickel compounds. Rhinology 23/2: 101–105

### 1.4.2 Pathologie des Oberflächenepithels

Boysen M, Reith A (1982) The surface structure of the human nasal mucosa. II Metaplasia, dysplasia and carcinoma on nickel workers. Virchows Arch [B] 40/3: 295–309
Boysen M, Solberg LA (1982) Changes in the nasal mucosa of furniture workers. Scand J Work Environ Health 8: 273–282
Carson JL, Collier AM, Knowles MR, Boucher RC, Rose JG (1981) Morphometric aspects of ciliary distribution and ciliogenesis in human nasal epithelium. Proc Natl Acad Sci USA 78/11: 6996–6999
Dudley JP, Welch MJ, Stiehm ER, Carney JM, Soderberg-Warner M (1982) Scanning and transmission electron microscopic aspects of the nasal acilia syndrome. Laryngoscope 92/3: 297–299
Freudenberg N (1988) Zytopathologie. Schattauer, Stuttgart
Heppt W (1994) Zytologie der Rhinitis. Atemw Lungenkrankh 20/2: 65–70
Heppt W (1993) Differentialdiagnose der Rhinitis unter besonderer Berücksichtigung von Nasenzytologie, Morphometrie und Immunhistochemie. Med Habilitationsschrift, Universität Heidelberg
Jahnke V (1985) Electron microscopy in rhinology. Rhinology 23/3: 173–179
Johnston WR, Frable WJ (1979) Diagnostic respiratory cytopathology. Masson, Paris
Mygind N, Pedersen M, Nielsen MH (1983) Primary and secondary ciliary dyskinesia. Acta Otolaryngol Stockh 95/5–6: 688–694
Mygind N, Thomsen J, Jorgensen MB (1974) Ultrastructure of the epithelium in atrophic rhinitis. Acta Otolaryngol 78/1–2: 106–112
Pedersen M, Sakakura Y, Winther B, Brofeldt S, Mygind N (1983) Nasal mucociliary transport, number of ciliated cells, and beating pattern in naturally acquired common colds. Eur J Respir Dis 64 [Suppl 128]: 355–365
Wilhelmsson B, Hellquist H, Olofsson J et al. (1985) Nasal cubodial metaplasia with dysplasia, precursor to adenocarcinoma in wooddust-exposed workers? Acta Otolaryngol Stockh 99/5–6: 641–648
Young JA (1985) Colour Atlas of pulmonary cytopathology. Oxford University Press, Oxford

## 1.4.3 Zellvermittelte Immunabwehr

Abbas AK, Lichtman AH, Pobre JS (1991) Cellular and molecular immunology. Saunders, London
Bachert C, Prohaska P, Pipkorn U (1990) IgE-positive mast cells on the human nasal mucosal surface in response to allergen exposure. Rhinology 28/3: 149–158
Bryan WTK, Bryan MA (1959) Cytologic diagnosis in Otolaryngology. Trans Am Acad Ophthalmol Otolaryngol 63: 597–612
Frick WE, Sedgwick JB, Busse WW (1988) Hypodense eosinophils in allergic rhinitis. J Allergy Clin Immunol 82/1: 119–125
Lans DM, Alfano M, Rocklin R (1989) Nasal eosinophilia in allergic and non-allergic rhinitis; usefullness of the nasal smear in the diagnosis of allergic rhinitis. Allergy Proc 10/4: 275–280
Okuda M, Kawabori S, Ohtsuka H (1983) Basophil leucocytes and mast cells in the nose. Eur J Respir Dis 64 [Suppl 128]: 7–13
Pipkorn U, Karlsson G, Enerbäck L (1988) The cellular response of the human allergic nasal mucosa to natural allergen exposure. J Allergy Clin Immunol 82/6: 1046–1054
Stoop AE, Hameleers DM, Run PE van, Biewenga J, Baan S van der (1989) Lymphocytes and nonlymphoid cells in the nasal mucosa of patients with nasal polyps and healthy subjects. J Allergy Clin Immunol 84: 734–741
Tai PC, Spry CFJ, Peterson C, Venge P, Olssen I (1984) Monoclonal antibodies distinguish storage and secreted forms of eosinophil-cationic protein. Nature 309/5964/ 182–184
Tomasi TB Jr (1983) Mechanisms of immune regulation at mucosal surfaces. Rev Infect Dis 5 [Suppl 4]: 784–792
Winther B, Innes DJ, Mills SE, Mygind N et al. (1987) Lymphocyte subsets in normal airway mucosa of the human nose. Arch Otolaryngol Head Neck Surg 113/1: 59–62

## 1.4.4 Kristalle, Sekretveränderungen

Ackerman SJ, Weil GJ, Gleich GJ (1982) Formation of Charcot-Leyden cristals by human basophils. J Exp Med 155/6: 1597–1609
Kellner G, Majer EH (1969) Das Nasensekret als Indikator für den Funktionszustand der Schleimhaut. Monatsschr Ohren Laryngorhinol Heilkd Wien 103/10: 456–458
Jeschek J, Maurer M (1972) Kristallbildungen in menschlichen Sekreten im Licht- und Elektronenmikroskop. Mikroskopie 27/5: 146–154
Leyden E (1872) Zur Kenntnis des Bronchial Asthmas. Virchows Arch [A] 54: 324
Sakula A (1986) Charcot-Leyden crystals and Curschmann spirals in asthmatic sputum. Thorax 41/7: 503–507

## 1.4.5 Mikroorganismen

Cauwenberge PB van (1986) Infektiös allergische Rhinosinusitis. Allergologie 9/5: 229–236
Gwaltney JM, Hayden FG (1982) The nose and infection. In: Proctor DF, Andersen TB (eds) The nose: Upper airway physiology and atmospheric environments. Elsevier, Amsterdam, pp 399–422
Holt JG (1986) Bergey's manual of systematic bacteriology. Williams & Wilkins, Baltimore
Kayser FH, Bienz KA, Eckert J, Lindemann J (1989) Medizinische Mikrobiologie. Thieme, Stuttgart
Lundberg C, Engquist S, Venge P (1982) Action of microorganisms on the respiratory mucosa. In: Van Cauwenberge P, Ekedahl C (eds) Advances in sinusitis. Scient Soc Med Inf, Gent, pp 13–19
Müller E, Loeffler W (1982) Mykologie: Grundriß für Naturwissenschaftler und Mediziner. 4. Aufl. Thieme, Stuttgart
Seeliger HPR, Heymer T (1981) Diagnostik pathogener Pilze des Menschen und seiner Umwelt. Thieme, Stuttgart

### 1.5.1 Bakterielle Rhinitis

Axelsson A, Brorson JE (1973) The correlation between bacteriological findings in the nose and maxillary sinus in acute maxillary sinusitis. Laryngoscope 83/12: 2003–2011

Savolainen S, Ylikoski J, Jousimis-Somer H (1986) The bacterial flora of the nasal cavity in healthy young men. Rhinology 24/4: 249–255

Slavin RG (1993) Nasal polyps and sinusitis. In: Middleton E, Reed C, Ellis EF et al. (eds) Allergy – principles and practice. 4th edn. Mosby, St. Louis, pp 1455–1470

Van Cauwenberge P (1981) Microorganisms involved in nasal and sinusal infections. Rhinology 19/1: 29–40

Winther B, Brofeldt S, Grönborg H, Mygind N, Pedersen M, Vejlsgaard R (1984) Study of bacteria in the nasal cavity and nasopharynx during naturally acquired common colds. Acta Otolaryngol Stockh 98/3-4: 315–320

### Mykotische Rhinitis

Anderson DA, Sagha HM (1988) Persistence of infection in mice inoculated intranasally with cryptococcus neoformans. Mycopathologia 104/3: 163–169

Morgan MA, Wilson WR, Neel HB, Robert GD (1984) Fungal sinusitis in healthy and immunocompromised individuals. Am J Clin Pathol 82/5: 597–601

Seeliger HPR, Heymer T (1981) Diagnostik pathogener Pilze des Menschen und seiner Umwelt. Thieme, Stuttgart

Washburn RG, Kennedy DW, Begley MG et al. (1988) Chronic fungal sinusitis in apparently normal hosts. Medicine Baltimore 67/4: 231–247

### Virale Rhinitis

Bickmore J (1981) Nasal cytology in allergy and infection. In: King H (ed) Otolaryngologic allergy. Miami Symposia Specialists, pp 229–249

Bryan WTK, Bryan MA (1959) Cytologic diagnosis in Otolaryngology. Trans Am Acad Ophthalmol Otolaryngol 63: 597–612

Gwaltney JM jr (1985) Virology and immunology of the common cold. Rhinology 23/4: 265–271

Hilding A (1930) The common cold. Arch Otolaryngol 12: 133–150

Papanicolaou GN, Bridges EL, Railey C (1961) Degeneration of ciliated cells of the bronchial epithelium (Ciliocytophthoria) in its relation to pulmonary disease. Am Rev Resp Dis 83: 641

Pedersen M, Sakakura Y, Winther B, Brofeldt S, Mygind N (1983) Nasal mucociliary transport, number of ciliated cells, and beating pattern in naturally acquired common colds. Eur J Respir Dis 64 [Suppl 128]: 355–365

Reed SE (1981) The etiology and epidemiology of common colds, and the possibilities of prevention. Clin Otolaryngol 6: 379–387

### 1.5.2 Allergische Rhinitis

Baranjuk JN, Silver PB, Kaliner MA, Barnes PJ (1994) Perennial rhinitis subjects have altered vascular, glandular, and neural responses to bradykinin nasal provocation. Int Arch Allergy Immunol 103: 202–208

Bentley AM, Jacobson MR, Cumberworth V, Barkans JR, Moqbel R, Schwartz LB, Irani AMA, Kay AB, Durham SR (1992) Immunhistology of the nasal mucosa in seasonal allergic rhinitis: Increases in activated eosinophils and epithelial mast cells. J Allergy Clin Immunol 89/4: 877–883

Coombs PRA, Gell PGH (1975) The classification of allergenic reactions. In: Clinical aspects of immunology. Blackwell, Oxford

Enzmann H, Waldherr R, Carls C (1986) Provokation von zellvermittelten (späten, kontaktallergischen) Reaktionen in der Nase. Allergologie 7: 324–329

Fokkens WJ, Holm AF, Rijntjes F et al. (1990) Characterization and quantification of cellular infiltrates in nasal mucosa of patients with grass pollen allergy, non-allergic patients with nasal polyps and controls. Int Arch Allergy Appl Immunol 93/1: 66–72

Furin MJ, Norman PS, Creticos PS, Proud D, Kagey-Sobotka A, Lichtenstein LM, Naclerio M (1991) Immunotherapy decreases antigen-induced eosinophil cell migration into the nasal cavity. J Allergy Clin Immunol 88/1: 27–32

Heppt W (1993) Nasenzytologie zur Diagnostik der allergischen Rhinitis. In: Mösges R, Schlöndorff G (Hrsg) Topische Therapie der allergischen Rhinitis. Biermann, Zülpich, S 16–29

Holgate ST, Curch MK (1992) Allergy. Gower, London

Iliopoulos O, Proud D, Adkinson F jr, Norman PS, Kagey-Sobotka A, Lichtenstein LM, Naclerio RM (1990) Relationship between the early, late, and rechallenge reaction to nasal challenge with antigen: Observations on the role of inflammatory mediators and cells. J Allergy Clin Immunol 86: 851–861

Iliopoulos O, Proud D, Adkinson NF jr, Creticos PS, Norman PS, Kagey-Sobotka A, Lichtenstein LM, Naclerio RM (1991) Effects of immunotherapy on the early, late, and rechallenge nasal reaction to provocation with allergen; Changes in inflammatory mediators and cells. J Allergy Clin Immunol 87: 855–866

Mygind N (1986) Essential allergy. Blackwell Scientific, Oxford

Schwartz L, Huff T (1993) Biology of mast cells and basophils. In: Middleton E, Reed CE, Ellis EF et al. (eds) Allergy – principles and practice. 4th edn. Mosby, St. Louis, pp 135–168

## Aspirinsensitive Rhinitis

Bosso JV, Schwartz LB, Stevenson DD (1991) Tryptase and histamine release during aspirin-induced respiratory reactions. J Allergy Clin Immunol 88: 830–837

Enzmann H, Rieben FW (1983) Rhinosinusitis polyposa und Analgetikaintoleranz (Aspirinintoleranz). Laryngol Rhinol Otol 62: 119–124

Lee TH, Smith CM, Arm JP, Christie PE (1991) Mediator release in aspirin-induced reactions. J Allergy Clin Immunol 88/6: 827–829

Schapowal A, Schmitz-Schumann M (1992) Provokationstests bei aspirinsensitivem Asthma und aspirinsensitiver Rhinosinusitis. Orale, inhalative und nasale Provokation. Allergologie 15: 158–164

Stevenson DD, Simon RO (1993) Sensitivity to aspirin and nonsteroidal antiinflammatory drugs. In: Middleton E, Reed C, Ellis EF et al. (eds) Allergy – principles and practice. 4th edn. Mosby, St Louis, pp 1747–1765

Szczeklik A (1992) Aspirin-induced asthma: pathogenesis and clinical presentation. Allergy Proc 13: 163–173

## Atrophische Rhinitis

Ferguson JL, McCaffrey TV, Kern EB, Martin WJ (1990) Effect of klebsiella ozaenae on ciliary activity in vitro: implications in the pathogenesis of atrophic rhinitis. Otolaryngol Head Neck Surg 102: 207–211

Hansen (1982) The ozaena problem. Clinical analysis of atrophic rhinitis in 100 cases. Acta Otolaryngol 93: 461–472

Mygind N, Thomsen J, Jorgensen MB (1974) Ultrastructure of the epithelium in atrophic rhinitis. Acta Otolaryngol 78/1–2: 106–112

Zohar Y, Talmi YP, Strauss M, Finkelstein Y, Shvilli Y (1990) Ozaena revisited. J Otolaryngol 19: 345–349

## Hyperreflektorische Rhinitis

Albegger K (1988) Aktuelle Aspekte der nasalen Hyperreagibilität. HNO 36/10: 389–398

Harris WE, Giebaly K, Adair C, Alsuwaidan S, Nicholls DP, Stanford CF (1992) The parasympathetic system in exercise induced rhinorrhoea. Rhinology 30: 21–23

Jahnke V, Theopold HM, Naumann HH (1977) Elektronenmikroskopische Befunde an der menschlichen Nasenschleimhaut bei Störungen des vegetativen Nervensystems. II Ausschaltung des Parasympathikus infolge Vidianusdurchtrennung bei vasomotorischer Rhinopathie. Laryngol Rhinol Otol 56/12: 959-968

Mygind N, Pipkorn U (1986) Allergic and vasomotor rhinitis: pathophysiological aspects. Munksgaard, Kopenhagen

Terrahe K (1985) Die hyperreflektorische Rhinopathie. HNO 33/2: 51-57

Wayoff M (1986) Die nicht-allergische vasomotorische Rhinitis. Allergologie 9/5: 218-228

Xu G (1991) Further investigation into the recurrent causes of post-vidian neurectomy and the feasibility of treating vasomotor rhinitis by surgery. Chung-Hua-Chih 26: 278-280, 316-317

### Mechanisch-irritative Rhinitis

Cvetnic V, Batistic B, Sankovic F (1987) Cytological and histological alterations in the nasal mucous membrane during experimental obstruction of nasal openings. Rhinology 25: 5-12

Fisher EW, Lund VJ, Rutman A (1992) The human nasal mucosa after deprivation of airflow: a study of laryngectomy patients. Rhinology 30: 5-10

Hilding DA, Hilding AC (1970) Electron microscopic observations of nasal epithelium after experimental alteration of airflow. Ann Otol Rhinol Laryngol 79: 451-458

Jahnke V (1972) Ultrastruktur der menschlichen Nasenschleimhaut nach Laryngektomie. Arch Klin Exp Ohren Nasen Kehlkopfheilkd 202/2: 371-376

Maurizi M, Ottawani F, Paludetti G, Spreca A, Almadori G (1985) Choanal atresia: a surface and ultrastructural study of the nasal mucous membranes. Int J Pediatr Otorhinolaryngol 10/1: 53-66

### Rhinitis medicamentosa

Dudley JP, Beydler SA, Cherry JD (1981) Organelle regeneration: Cilia vs microvilli in human nasal mucosa following use of topical decongestant. Otolaryngol Head Neck Surg 89/5: 800-803

Gastpar H (1986) Arzneimittelnebenwirkungen auf die Nasenschleimhaut und den Geruchssinn. Laryngol Rhinol Otol 65/8: 415-419

Graf P, Juto JE (1994) Decongestion effect and rebound swelling of the nasal mucosa during 4-week use of oxymetazoline. J Otorhinolaryngology Relat Spec 56: 157-160

Lekas MD (1992) Rhinitis during pregnancy and rhinitis medicamentosa. Otolarngol Head Neck Surg 107: 845-848

Plamenac P, Nikulin A, Pikula B, Vujanic G (1979) Cytological changes of the respiratory tract as consequence of air pollution and smoking. Acta Cytol 23/6: 449-453

Rijntjes E (1982) Rhinopathia medicamentosa. Rhinology 20/1: 49-51

Talaat M, Belal A, Aziz T, Mandour M, Maher M (1981) Rhinitis medicamentosa: electron microscopic study. J Laryngol Otol 95/2: 125-131

Terrahe K (1985) Die hyperreflektorische Rhinopathie. HNO 33/2: 51-57

Wang JQ, Bu GX (1991) Studies of rhinitis medicamentosa. Chin Med J Engl 104: 60-63

### Polyposis nasi

Baumgarten C, Kunkel G, Rudolph R, Staud RD, Sperner I, Gelderblom H (1980) Histopathological examinations of nasal polyps of different etiology. Arch Otorhinolaryngol 226/3: 187-197

Cauna N, Manzetti GW, Hinderer KH, Swanson EW (1972) Fine structure of nasal polyps. Ann Otol Rhinol Laryngol 81/1: 41-58

Drake-Lee AB (1994) Treatment of nasal polyps. Rhinology 32: 1-4

Jahnke V (1972) Ultrastruktur der endonasalen Polyposis. Laryngol Rhinol Otol 51/5: 323-330

Larocca LM, Maggiano N, Capelli A et al. (1989) Immunopathology of nasal polyps: an immunohistochemical approach. Ann Allergy 63: 508–512
Mygind N (1990) Nasal polyposis. J Allergy Clin Immunol 86/6: 827–829
Settipane GA (1987) Nasal polyps. Immunol Allergy Clin North Am 7: 105–112
Slavin RG (1993) Nasal polyps and sinusitis. In: Middleton E, Reed C, Ellis EF et al. (eds). Allergy – principles and practice. 4th edn. Mosby, St Louis, pp 1455–1470
Yamashita T, Tsuji H, Maeda N, Tomoda K, Kumazawa T (1989) Etiology of nasal polyps associated with aspirin-sensitive asthma. Rhinology [Suppl] 8: 15–24

## Toxische Rhinitis

Anderson R, Theron AJ, Richards GA, Myer MS, Rensburg AJ van (1991) Passive smoking by humans sensitizes circulating neutrophilis. Am Rev Respir Dis 144: 570–574
Deitmer T, Borsch-Galetke E (1993) Nose and paranasal sinus malignancies with reference to occupational medicine aspects. A case study. HNO 41: 352–355
Hein HO, Petri NE, Barfoed CP, Gyntelberg F (1993) A stink bomb in an office environment. Sick building syndrome with toxic rhinitis after exposure to fusel. Ugeskr Laeger 155: 30–32
Luce D, Gerin M, Leclerc A, Morcet JF, Brugere J, Goldberg M (1993) Sinunasal cancer and occupational exposure to formaldehyde and other substances. Int J Cancer 53: 224–231
Nylander LA, Dement JM (1993) Carcinogenic effects of wood dust: review and discussion. Am J Ind Med 24: 619–647
Meggs WJ (1994) RADS and RUDS. The toxic induction of asthma and rhinitis. Clin Toxicology 32/5: 487–501
Musgiller U, Roloff M (1989) Ermittlung der Häufigkeit von Nasenschleimhautveränderungen unter besonderer Berücksichtigung irritativer Einflußfaktoren. Med Dissertation, Universität Leipzig
Terrahe K, Potrafke T (1992) Die Wirkung von inhalativen Umweltschadstoffen auf die Schleimhaut der oberen Luftwege. HNO 40/5: 153–157
Torjussen W (1985) Occupational nasal cancer caused by nickel and nickel compounds. Rhinology 23/2: 101–105
Winkler U (1986) Funktionsdiagnostische Untersuchungen am oberen Atemtrakt bei Werktätigen mit irritativer Schadstoffexposition. Arbeitsergebnisse 1981–1985. Arbeitsmedizininformation 13: 165

## Seltenere Rhinitisformen

Aitken ML, Fiel SB (1993) Cystic fibrosis. Dis Mon 39: 1–52
Chilla R, Haubrich J (1975) Vasomotorische Rhinitis. Eine Nebenwirkung hormonaler Kontrazeption. HNO 23/7: 202–206
Connell JT (1969) Nasal mastocytosis. J Allergy 43: 182–187
Dudley JP, Welch MJ, Stiehm ER, Carney JM, Soderberg-Warner M (1982) Scanning and transmission electron microscopic aspects of the nasal acilia syndrome. Laryngoscope 92/3: 297–299
Incaudo GA, Schatz M (1991) Rhinosinusitis associated with endocrine conditions: hypothyroidism and pregnancy. In: Schatz M, Zeiger RS, Settipane GA (eds) Nasal manifestations of systemic disease. Oceanside Publication, New England, Providence
Jacobs RL, Freedman PM, Boswell RN (1981) Nonallergic rhinitis with eosinophilia (NARES) syndrome. Clinical and immunologic presentation. J Allergy Clin Immunol 67/4: 253–262
Lekas MD (1992) Rhinitis during pregnancy and rhinitis medicamentosa. Otolaryngol Head Neck Surg 107: 845–848
Mac-Fadden MA, Duarte F, Nicola EM, Farci MS (1993) A psychosomatic approach to perennial allergic rhinitis. Rev Assoc Med Bras 39: 73–76

Moneret-Vautrin DA, Jankowski R, Bene MC, Kanny G, Hsieh V, Faure G, Wayoff M (1992) NARES: a model of inflammation caused by activated eosinophils. Rhinology 30: 161-168

Mygind N, Pedersen M, Nielsen MH (1983) Primary and secondary ciliary dyskinesia. Acta Otolaryngol 95/5-6: 688-694

Robson AM, Smallman LA, Gregory J, Drake-Lee AB (1993) Ciliary ultrastructure in nasal brushings. Cytopathology 4: 149-159

Scheeren RA, Keehnen RM, Meijer CJ, Baan S van der (1993) Defects in cellular immunity in chronic upper airway infections are associated with immunosuppressive retroviral p15E-like proteins. Arch Otolaryngol Head Neck Surg 119: 439-443

Stammberger H (1992) Spezifische Entzündungen der äußeren und inneren Nase sowie der Nebenhöhlen. In: Naumann HH, Helms J, Herberhold C, Kastenbauer E (Hrsg) Oto-Rhino-Laryngologie in Klinik und Praxis. Thieme Stuttgart 151-175

Toppozada H (1988) The human nasal mucosa in the menopause: a histochemical and electron microscopic study. J Laryngol Otol 102/4: 314-318

Zenner HP (1988) Differentialdiagnose der allergischen Rhinitis. Allergologie 11: 133-138

## 2 Immunzytochemie der Nasenschleimhaut

Bachert C, Prohaska P, Pipkorn U (1990) IgE-positive mast cells on the human nasal mucosal surface in response to allergen exposure. Rhinology 28/3: 149-158

Bentley AM, Jacobson MR, Cumberworth V, Barkans JR, Moqbel R, Schwartz LB, Irani AMA, Kay AB, Durham SR (1992) Immunhistology of the nasal mucosa in seasonal allergic rhinitis: Increases in activated eosinophils and epithelial mast cells. J Allergy Clin Immunol 89/4: 877-883

Bradley BL, Azzawi M, Jacobson M et al. (1991) Eosinophils, T-lymphocytes, mast cells, neutrophils, and macrophages in bronchial biopsy specimens from subjects without asthma and normal control subjects and relationship to bronchial hyperresponsiveness. J Allergy Clin Immunol 88: 661-674

Heppt W (1993) Differentialdiagnose der Rhinitis unter besonderer Berücksichtigung von Nasenzytologie, Morphometrie und Immunhistochemie. Med Habilitationsschrift, Universität Heidelberg

Romeis B (1989) Mikroskopische Technik. 17. Aufl. Urban & Schwarzenberg, München

Stoop AE, van der Heijden HA, Biewenga J, Baan S van der (1993) Eosinophils in nasal polyps and nasal mucosa: an immunohistochemical study. J Allergy Clin Immunol 91: 616-622

Tai PC, Spry CFJ, Peterson C, Venge P, Olssen I (1984) Monoclonal antibodies distinguish storage and secreted forms of eosinophil-cationic protein. Nature 309/5964: 182-184

## 3 Vitalzytologie zur Abschätzung der Flimmerzellfunktion

Armengot M, Basterra J, Garcia-Bartual E (1989) The influence of anesthetic and vasoconstrictors on nasal mucociliary transport. Acta Otorhinolaryngol Belg 43: 149-156

Deitmer T (1989) Physiology and pathology of the mucociliary system. Adv ORL, Vol 43. Karger, Basel

Dolata J, Lindberg S, Mercke U (1990) The influence of leukotrienes and platelet activating factor on mucociliary activity in the rabbit maxillary sinus. Acta Otolaryngol 109: 149-154

Ingels KJ, Kortmann MJ, Nijziel MR, Graamans K, Huizing EH (1991) Factors influencing ciliary beat measurements. Rhinology 29: 17-26

Jorissen M, Schueren B van der, Berghe H van den, Cassiman JJ (1991) In vitro ciliogenesis in respiratory epithelium of cystic fibrosis patients. Ann Otol Rhinol Laryngol 100: 366-371

Messerklinger W (1951) Über die Sekretströmung auf der Schleimhaut der oberen Luftwege. Z Laryngol Rhinol Otol 30: 302-311

Moriaty BG, Robson AM, Smallman LA, Drake-Lee AB (1991) Nasal mucociliary function: comparison of saccharin clearance with ciliary beat frequency. Rhinology 29:173–179

Passali D, Bellussi L, Lauriello M (1990) Diurnal activity of the nasal mucosa. Acta Otolaryngol 110: 437–442

Rautiainen M, Matsune S, Shima S, Sakamoto K, Hanamura Y, Ohyama M (1992) Ciliary beat of cultured human respiratory cells studied with differential interference microscope and high speed video system. Acta Otolaryngol 112: 845–851

Riechelmann H, Maurer J, Mann W (1990) Der Einfluß von Entzündungsmediatoren auf die ziliare Aktivität. Zentralbl HNO 139:197

Wolf G, Koidl B, Pelzmann B (1991) Zur Regeneration des Zilienschlages humaner Flimmerzellen. Laryngol Rhinol Otol 70: 552–555

# Sachverzeichnis 6

# Sachverzeichnis

ABC-Technik (s. Immunhistochemie)
Abdrucktechnik (s. Zellsammeltechniken)
Absaugtechnik (s. Zellsammeltechniken)
abschwellende Nasentropfen 20, 97, 101
Absidia 80
Abwehrmechanismen (s. Immunabwehr)
Aceton (s. Fixierung)
Adenoviren (s. Viren)
Allergenexposition 87–90, 117, 121, 123
allergische Rhinitis (s. Rhinitis)
– Aktivität der Erkrankung
– – Aktivierungsindex (Eosinophile) 123
– – CD 68-positive Zellen 118–119, 122–124
– – Degranulationsindex 123
– – Mediatorenbestimmung im Sekret 124
– – Tryptase 119–120, 124
– Diagnostik 87–90, 121
– Erfolg antiallergischer Therapie 123–124
– Nachweis der Spätphasenreaktion 87–90, 121–123
allergische Sofortreaktion
– Frühphase 87
– Spätphase 67–68, 87–90, 121–123,
alkalische-Phosphatase-antialkalische-Phosphatase-Technik (APAAP-Technik) (s. Immunhistochemie)
Alveolarmakrophagen 119
Anaerobier 71, 74, 78
Analgetika-Asthma-Syndrom (s. Rhinitis, aspirinsensitive)
Anaplasiezeichen (s. auch maligne Entartung) 65
Aneuploidie 65
Antigen 12, 82, 87, 109–120
Antigenpräsentation 67, 87, 119
Antihypertonika 97
Antikörper
– antihuman-IgE 116–117, 144–145, 147
– Anwendung am Beispiel der allergischen Rhinitis 121–124
– Aufbau 110
– – Domäne 110
– – Isotyp 110, 112, 116
– – Ketten 110
– Auswahl 110, 116–120
– Brücken- 110, 113–114
– EG 1, EG 2 116, 119–120, 144, 147

– gegen Granulozyten 119–120, 147
– gegen Immunglobuline 117–118, 147
– gegen Makrophagen 118–119, 122–124, 144, 147
– gegen Mastzellen 119–120, 147
– gegen Monozyten 118–119, 147
– Idiotyp 110, 112
– Klon 116–120
– konstante Region (s. Antikörperaufbau, Isotyp)
– Kreuzreaktivität 110
– monoklonale 109, 111–112, 144, 147
– polyklonale 109, 111–112, 145, 147
– primäre 110–114, 116–120
– sekundäre 110–114
– Spezifität 116–120
– tertiäre 112
– variable Region (s. Domäne)
– Verdünnung 116–120
APAAP-Technik (s. Immunhistochemie)
apokrine Sekretion (s. Sekretion)
Apoptose 49, 67
Archivierung 7, 17–19,
Artefakte 17, 70–71, 76–77
arzneimittelbedingte Rhinitis (s. Rhinitis medicamentosa)
Aspergillus 75–76, 80–81
Aspirin (s. auch Rhinitis, aspirin sensitive) 90–92, 97
ASS-Unverträglichkeit (s. Rhinitis, aspirinsensitive)
Asthma 70, 90, 99
Atrophie der Nasenschleimhaut (s. Rhinitis, atrophische )
Augentropfen 97
Auswertung
– Flimmerschlaganalyse 135
– Grundlagen 7, 21–52
– Immunzytochemie 114–115
– konventionelle Zytologie 17–19
– Kriterien 54
– Vitalzytologie 131–132
– Zytogramm 18
Avidin-Biotin-Technik (ABC-Technik) (s. Immunhistochemie)

Bakterien 68, 71, 74–75, 78–80, 82, 92–93, 97, 101–103, 133
Basalkörperchen (s. Kinetosomen)
Basalzelle 26–27
– Hyperplasie 59, 61–62, 64, 92, 103
– Metaplasie 59, 61, 102
Basophile (s. Granulozyten)
Becherzelle 24–25
– Dyskrinie 59

– Hyperplasie 59, 62, 87–88, 92, 94–97, 101, 105–106
– Stadien der Sekretproduktion 24
– Verhältnis zu Flimmerzellen 24
Befund
– Interpretation (konventionelle Zytologie) 53–77
– typischer - (Vitalzytologie) 139
Brückenantikörper (s. Antikörper)
Bürstentechnik (s. Zellsammeltechniken)

Candida albicans (s. Sproßzelle)
CD-Klassifikation 116
CD 68-positive Zellen 118–119, 122–124
Charcot-Leyden-Kristalle (s. Kristalle)
Chemotherapie (s. Rhinitis bei Chemotherapie)
Choanalatresie 5, 94
Chromat 55, 101
Chromatinverklumpung (s. auch Kernveränderungen) 49–50, 56, 102
„columnar cells" (s. Flimmerzellen und zilienlose hochprismatische Zellen)
„compound cilia" 103
Conjunctivitis gigantopapillaris 106
Coronaviren (s. Viren)
Cryptococcus 75, 80
Curschmann-Spiralen 71
„cytobrush" (s. Zellsammeltechniken)

Defektheilung 62
Degeneration 50, 54, 56, 58, 76,
– granuläre 51
Degranulation (s. auch Mastzellen) 70, 119–121
Degranulationsindex (s. Rhinitis, allergische)
Desmosomen 5, 26
Diabetiker 80
Dimethylsulfoxid 131
direkte Technik (s. Immunhistochemie)
Disc-Methode (s. Zellsammeltechniken)
Dohle-Körperchen 49
Dokumentation 17–19, 148
Domäne (s. Antikörperaufbau)
Doppelschichtung (s. Schleim)
Doppeltubuli 22, 126–127
„drumsticks" 49
Drüsen 4, 55, 92, 94, 99,
„dust cells" (s. auch Makrophagen) 36
Dyneinarme 126–127, 139
Dyneinverlust 58
Dyskaryose 55, 65

dyskinetisches Ziliensyndrom (s. Ziliendyskinesie)
Dyskrinie (s. Becherzelle)
Dysplasie 55, 62, 65, 101, 103

ECP (s. eosinophil-kationisches Protein)
Effektivphase (s. Zilienschlag)
EG 1, EG 2 (s. Antikörper)
Einschlüsse (Einschlußkörper)
– bakterielle 58, 78–79
– Hämosiderin (s. auch Makrophagen) 36
– Kern- (s. auch Kernveränderungen) 49–50
– Lipide (s. auch Makrophagen) 36
– Pilzelemente 82
– virale 51, 83
– Zytoplasma- (s. auch Zytoplasmaveränderungen) 49, 51
Eiter
– Eosinophilen- 71
– infektbedingter 71, 92
Elektronenmikroskop (s. Mikroskop)
Empfehlung für die Praxis
– Immunzytochemie 121
– konventionelle Zytologie 19
– Vitalzytologie 139
Entartung (s. maligne Entartung)
Entzündung
– akute 54, 119, 124
– atrophische 54–55, 65
– chronische 54, 67, 70, 119
– granulomatöse 67
– hyperplastische 54–55
– katarrhalische 54, 59
– neurogene 101
– physiologische 67
– subakute 54
Enzym
– Antienzym-Komplex (s. auch Immunhistochemie, Techniken) 112–114
– Immunkomplex (s. auch Immunhistochemie, Techniken) 112–114
eosinophil-kationisches Protein 119–120, 124, 144
Eosinophile (s. Granulozyten)
Eosinophilenaktivierung 68, 90, 119–120, 123
Eosinophilenzahl 68, 90
Eosinophilie 67–68, 70, 82, 87–92, 99, 104–105, 119–124
Epithel
– Atrophie (s. Rhinitis, atrophische)
– Differenzierung 4-5
– Flimmer- (s. Flimmerepithel)

Epithel
- Hyperplasie 54–55, 62, 97, 99–100
- Knospung 55
- kubisches 4, 55, 62, 92, 97, 101
- mehrreihiges 4-5
- Platten- (s. Plattenepithel)
- reaktives 56
- respiratorisches 4-5
- Übergangs- 4–5
- Zellen 21–30

Epitheloidzelle 36, 67
Epitop 12, 109–114, 116–120
Epitopspezifische Region (s. Domäne)
Erythrozyten 65–66, 78, 82–83, 92, 130, 133
Exfoliativzytologie (s. Zytologie)

Farbsprünge 76
Färbung
- allgemeine Regeln 16
- Anleitungen 142–145
- Grocott 104–105
- Hemacolor 13, 143
- konventionell 13–16
- Papanicolaou 13–14, 142–143
- Pappenheim 13–14, 142
- Toluidinblau 15–16, 120, 123, 142
- Vitalfärbung (Testsimplet) 15–16

Farnkrautphänomen 71–73
Fixierung
- Aceton 12, 13, 16, 18, 116
- Alkoholgemische 12, 13, 16
- Flamme 12
- Formalin 12
- Luft 13, 16, 19, 116
- Methanol 12, 16, 19
- Spray 13, 16, 19

Flimmerepithel 4-5, 129
- Transportfunktion (s. Flimmerzelltransport)

Flimmerschlaganalyse
- Ausrüstung 134–136
- Auswertung 135
- Befunde 139
- Bewertung des Schlagablaufs 136–137
- Fehlersuche 137
- Meßeinrichtung 136
- praktische Empfehlungen 139
- Prinzip 134

Flimmerschlagfrequenz (s. auch Flimmerschlaganalyse) 129, 134–137
Flimmerzelle 22–23
- Degeneration 56–58, 83–86, 97, 101, 103, 105
- Funktion 125–139
- gestörte 56–58, 139
- tote 131–133
- vitale 131–133, 139

Flimmerzelltransport 129, 138–139
Formaldehyd 101
Formalin (s. Fixierung)
Fremdkörperriesenzelle 36

Gefäße 55, 62, 94, 97, 99
Gelphase (s. Schleim)
Geschichte der Zytologie 1-2
„ghost nuclei" (s. auch Karyolyse) 50
Glukokortikoide 68, 92, 123
Glykoproteine 22, 24
„goblet cells" (s. Becherzellen)
Golgi-Apparat 22, 24, 56–57
Granula
- hypodense (Eosinophile) 32–33, 90
- normodense (Eosinophile) 32–33
- Struktur (Mastzellen) 34

granuläre Degeneration (s. auch Zytoplasmaveränderungen) 49, 51
Granulozyten (polymorphnukleäre)
- basophile 32–33, 35, 68, 70, 90, 116, 120–124
- eosinophile 2, 32, 53, 67–68, 70–71, 82, 87–92, 99, 104, 116, 119–124, 147
- – hypodense 32
- Marker (s. Antikörper gegen Granulozyten)
- neutrophile 32, 67–68, 78–79, 83, 99, 119–124, 147

Grocott-Färbung (s. Färbung)

Haemophilus influenzae 71, 74, 78
Harthölzer 55
Haupthistokompatibilitätskomplex 118–119, 147
Hefezelle (s. Sproßzelle)
Hintergrundfärbung (s. auch Immunzytochemie) 109, 111, 114
Histamin 32, 34, 94, 99, 106, 124
Histiozyten 36
Histoplasma 75, 80
HIV-Infektion 17, 80, 103–105
HLA-DR (s. Haupthistokompatibilitätskomplex)
Holz 55, 65, 101
Hybridomzelle 111
Hyper-IgE-Syndrom 90, 121
Hyperchromasie (s. auch Kernveränderungen) 49–50, 59, 61, 65, 101
Hyperkeratose (s. auch Zytoplasmaveränderungen) 51

Hyperplasie
- Basalzellen (s. Basalzellhyperplasie)
- Becherzellen (s. Becherzellhyperplasie)
- Epithel (s. Epithelhyperplasie)
- Zylinderzellen (s. Zylinderzellhyperplasie)

Hyperreaktivität 90, 94, 119, 121
Hypertrophie 62
Hyphen 75–76, 81–82, 104–105

IgA-Mangelsyndrom 103, 118
IgE-positive Zellen 90, 116–117, 121–124
IgE-Rezeptoren
- hoch affine 34, 116
- niedrig affine 32
idiotypische Determinante (s. auch Antikörper) 110
„immotile cilia syndrome" (immotiles Ziliensyndrom) (s. Ziliendyskinesie)
Immunabwehr 31–39, 67–68, 70
Immunfluoreszenzmethode 111
Immunglobuline (s. Antikörper)
Immungoldmethode 111
Immunhistochemie
- Färbung 109–114
- Kontrollpräparate
- - Negativkontrolle 111, 114
- - Positivkontrolle 111
- Techniken
- - alkalische-Phosphatase-antialkalische-Phosphatase-Technik (APAAP-Technik) 113–114, 144
- - Avidin-Biotin-Technik (ABC-Technik) 113–114
- - direkte 112
- - indirekte 112
- - Peroxydase-Antiperoxydase-Technik (PAP-Technik) 113, 145
Immunschwäche 17, 78, 80, 82, 103–105
Immuntherapie 68, 123
Immunzellen (s. Immunabwehr)
Immunzytochemie (s. auch Immunhistochemie) 107–124
- Anfertigung der Präparate 109–115
- Auswertung 114–115
- Primärantikörper (s. Antikörper)
indirekte Technik (s. Immunhistochemie)
Infektion
- HIV- (s. HIV-Infektion)
- opportunistische 80
Influenzaviren (s. Viren)
Inhalationsallergie 59, 70, 87, 117

Inhalationsnoxen 62, 101
Intermediärzelle 26, 28–29
„intermediate cells" (s. Intermediärzelle)
Interpretation (s. Befundinterpretation)
irreguläre Zellformen (s. auch Zytoplasmaveränderungen) 49–52
Isotyp (s. Antikörperaufbau)

kalziumhaltige Kristalle (s. Kristalle)
Kartagener-Syndrom 58, 99, 103
Karyolyse (s. auch Kernveränderungen) 49–50
Karyopyknose (s. auch Kernveränderungen) 49
Karyorrhexis (s. auch Kernveränderungen) 49
Karzinom 2, 55, 65–66, 101
- Adeno- 65–66, 101
- Plattenepithel- 65–66
Kern
- Körperchen (s. Nukleolus)
- Makrophagen (s. auch Makrophagen) 36
- Polymorphie 65
- Veränderungen 49–50, 56, 59, 65, 83–86, 102
- Vergrößerung (s. auch Kernveränderungen) 49–50
- Zytoplasmarelation 65
Kinder 48, 71, 80
Kinetosomen 22, 126, 128
Kinozilien 22
Kits (s. auch Antikörper) 111
Klebsiellen 71, 74, 78, 92
Klon (s. Antikörper)
Kokken 71, 74–75
Komplement 68, 78, 82, 90, 94
konstante Region (s. Antikörperaufbau, Isotyp)
Kontaktallergie 87
Kontrazeptiva 97
Kontrollpräparat (s. Immunhistochemie)
Korynebakterien 71, 74, 78
Kristalle 48, 68–70
- Charcot-Leyden- 68, 70, 87, 90–91
- kalziumhaltige- 68–70
- „opaque bodies" 68–70
- Stärke- 70, 76–77
kuboide Metaplasie (s. Metaplasie)
Kürettentechnik (s. Zellsammeltechniken)

Langerhans Riesenzelle 36, 116
Laryngektomie 5, 94, 129
Lavage (s. Zellsammeltechniken)

Leukoplakie
- echte präkanzeröse 62
- harmlose 62
Leukozyten 31–39
- polymorphnukleäre (s. Granulozyten)
Lipide 36, 51
Lösungsmittel 65, 101
Lufteinschlüsse 76–77
Lufttrocknung (s. Fixierung)
lymphomonozytäre Reaktion 67, 82–85, 87, 97, 99, 103
Lymphozyten 38–39, 67, 83–85
- B-Lymphozyt 38, 111, 116
- großer 38–39, 67
- kleiner 32, 38–39, 67
- natürliche Killerzelle 38
- Plasmazelle 38–39, 67, 80, 109, 116–118
- T-Lymphozyt 38, 78, 82, 106
- Virozyten 38, 67
Lysosomen 36, 49

Makrophagen 36–37, 67, 80, 101, 116, 118–119, 121–124, 144, 147
- Kern- (s. Kernmakrophagen)
maligne Entartung 55, 62, 65–66, 101
Masern 83
Mastozytose (nasale) (s. Rhinitis)
Mastzellen 33–35, 53, 68, 70, 87–88, 90, 92, 95, 99–100, 106, 116, 119–124, 147
- Abgrenzung zu basophilen Granulozyten 35
- degranulierte 70, 119–121
- Marker (s. Antikörper gegen Mastzellen)
Materialien 146–147
Metachromaten (s. auch Mastzellen, basophile Granulozyten) 32–33, 68, 99, 121–124, 142
metachrone Bewegung 128
Metallstäube 65, 101
Metaplasie
- Basalzell- (s. Basalzellmetaplasie)
- Flächen der Nasenschleimhaut 5, 129
- kuboide 55, 62, 101
- Plattenepithel- (s. Plattenepithelmetaplasie)
Methanol (s. Fixierung)
Midline-Granulom 106
Mikroorganismen 48, 71, 74–76
Mikroskop
- Elektronenmikroskop 22, 34, 55–56, 103, 126–127, 139
- Flimmerschlaganalyse 134–136

- Lichtmikroskop 16–17
- Phasenkontrast 130–133
Mikroskopie 16–17, 131
Mikrovilli 4, 22,126, 128–129
Mitose (s. auch Kernveränderungen) 49–50, 59, 65
- atypische 65
Monozyten 32, 36–37, 67, 80, 116, 118–124
Moraxella catarrhalis 74, 78
Mucor 75–76, 80
Mukoviszidose 99, 139
mukoziliare Clearance 54, 58, 82, 126–129, 138–139
multinukleäre Riesenzellen 36, 50, 58, 67, 83–84, 86
Myelomzelle 111
Myeloperoxydase 119–120
Mykose (s. Rhinitis, mykotische)
Myzel 75–76, 82

nackte Kerne (s. auch Kernveränderungen) 49–50, 56, 59, 78, 84
Nahrungsmittelallergie 70, 87, 106
NARES (s. Rhinitis, intrinsische)
„nasal acilia syndrome" 58, 103
nasale Mastozytose (s. Rhinitis)
nasale Provokation 68, 87–90, 92, 121
Nasenlavage (s. Zellsammeltechniken)
Nasenschleimhaut
- Epitheldifferenzierung 4-5
- natürliche Flora 71
- Submukosa 31, 34, 53, 55, 92
- Veränderungen 54–66
- - Einteilung 55
Naßfixation 13
Neisserien 71, 74, 78
Neurodermitis 90, 117, 121
Neutrophile (s. Granulozyten)
Neutrophilie (s. auch Granulozyten, neutrophile) 32, 67, 78–80, 99, 103
- physiologische 32
Nickel 2, 55, 101
Nukleolus (s. auch Kernveränderungen) 49–50

„opaque bodies" (s. Kristalle)
opportunistische Infektion (s. Infektion)
Oszilloskop 135–136
„overtreated nose" (s. Privinismus)
Ozaena (s. Rhinitis, atrophische)

PAP-Technik (s. Immunhistochemie)
Papanicolaou (s. auch Färbung) 2, 13–14, 19, 83, 142–143

Parasitosen 90, 117, 121
Pathologie
- allgemeine der Nasenschleimhaut 54–55
- Oberflächenepithel 56–66
- zelluläre Immunabwehr (s. Immunabwehr)
Pathophysiologie (s. einzelne Rhinitisformen)
perinukleärer Hof (s. auch Zytoplasmaveränderungen) 49, 51, 56
perinukleäres Band (s. auch Golgi-Feld, Flimmerzellen) 22–23, 56–57
Peroxydase-Antiperoxydase-Technik (PAP-Technik) (s. Immunhistochemie)
Phagolysosomen 49
Phagosomen 49
Phagozytose 32, 34, 36, 49–51, 67, 78, 82–83,
Phasenkontrast (s. Mikroskop)
photoempfindlicher Bereich 134
physiologische Neutrophilie (s. Neutrophilie)
Pigmentgranula (s. auch Zytoplasmaveränderungen) 51, 101
Pilze (s. auch Mikroorganismen, mykotische Rhinitis) 70, 75–76, 80–82, 103–105
Plasmazelle (s. Lymphozyten)
Plattenepithel
- Karzinom 65
- mehrschichtig unverhornt 4-5, 30
- mehrschichtig verhornt 4-5, 30
- Metaplasie 55, 58, 62–65, 71, 87, 89, 92–93, 96–99, 101–102
- Zelle 30
- - reife 30
- - unreife 30
Pneumocystis carinii 103
Pneumokokken 71, 74, 78
Pollenallergiker 60, 68, 87, 117
Polychromasie 49, 51, 65
Polypen (s. Rhinitis, Polyposis nasi)
- eosinophile 67, 92, 99
- neutrophile 99
- nichtsteroidsensitive 99
- steroidsensitive 99
Polyposis nasi (s. Rhinitis)
Primärantikörper (s. Antikörper)
primäre Ziliendyskinesie (s. Ziliendyskinesie)
Priming-Effekt 94
Privinismus (s. Rhinitis)
Propionibacterium acnes 71, 78
Pseudo-Pelger-Formation 49

Pseudohyphen 75–76
Pseudomonas 78
Pseudomyzel 76
Psychopharmaka 97

Qualität 17, 19, 40, 53, 148

Radiatio (s. Rhinitis bei Radiatio)
Radspeichenstruktur 22, 39, 67
reaktives Epithel (s. Epithel)
Regeneration 26, 50, 58, 67–68, 70, 83
„replica methods" (s. Zellsammeltechniken)
„reserve cells" (Reservezellen) (s. Basalzelle)
Retikuloendotheliales System (RES) 36
Retikulohistiozytäres System (RHS) 36
Rhinitis
- allergische 2, 67–68, 70, 78, 82, 87–90, 94, 99, 117, 120, 121–124
- arzneimittelbedingte (s. Rhinitis medicamentosa)
- aspirinsensitive 67, 90–92, 99, 119, 121, 123
- atrophische 48, 54–55, 62, 65, 67–68, 71–73, 92–93
- - primär 92
- - sekundär 92
- bakterielle (s. auch Bakterien) 78–80, 90
- bei Chemotherapie 103
- bei Immunkrankheiten 103
- bei Radiatio 103
- chronica simplex 55
- chronische 54–55, 59, 67, 71–73, 78, 87, 139
- endokrine 106
- granulomatöse 67, 106
- hyperplastische (s. auch Hyperplasie) 55
- hyperreflektorische 70, 94–95
- - cholinerg 94
- - peptiderg 94
- - sympathikoton 94
- intrinsische (s. nichtallergische eosinophile)
- katarrhalische (s. Entzündung)
- mechanisch-irritative 94, 96
- medicamentosa (s. auch Privinismus) 97–98
- mikrobielle 68, 78–86
- mykotische (s. auch Pilze) 67, 80–82
- nasale Mastozytose 70, 106
- nichtallergische eosinophile (NARES) 67, 104

Rhinitis
- nichtmikrobielle 87–106
- Polyposis nasi 58, 67, 70, 90, 92, 99–100
- Privinismus 60, 62, 72, 94, 97–98, 101
- pseudoallergische (s. aspirinsensitive)
- seltene Formen 103–106
- sicca 94
- – anterior 94
- toxische 97, 101–103
- vasomotorische (s. hyperreflektorische)
- virale 56, 58, 67, 82–86, 90, 104, 139
- Ziliendyskinesie (s. Ziliendyskinesie)
Rhinoviren (s. Viren)
Rhizopus (s. auch Pilze) 80
Riesenzellen
- Langerhans (s. Langerhans Riesenzelle)
- multinukleäre (s. multinukleäre Riesenzellen)
Routinediagnostik 10, 19, 53, 115
RS-Viren (s. Viren)
Rückholphase (s. Zilienschlag)
RUDS („reactive upper airways dysfunction syndrome") 101
Rundzellen (s. Lymphozyten)
Russel-Körper 39

Saccharintest 138–139
Samters Syndrom (s. Rhinitis, aspirinsensitive)
Schachbrettitration (s. auch Antikörper) 111
Schimmelpilze 75–76
Schleim
- Doppelschichtung 128–129, 138–139
- – Gelphase 128–129
- – Solphase 128–129
- Farbe 71
- pH 71
- Produktion
- – intraepithelial (s. Becherzellen)
- – submukös (s. Drüsen)
Schlußleistenbarriere 4
Schneuzmethode (s. Zellsammeltechniken)
„scraping" (s. Zellsammeltechniken)
Sekret
- Beschaffenheit 70, 72–73, 138
- Bildung 24
- Transport (s. auch Flimmerzelltransport) 129
- Vakuolen 24, 59
- Veränderungen 70–73

Sekretion
- apokrine 24, 59
- holokrine 59
Sekundärantikörper (s. Antikörper)
Septierung 75
Sinusitis 78, 80, 90, 92, 99, 103
„smoker inclusions" 101
Solphase (s. Schleim)
Soor (s. Candida albicans)
Spätphasenreaktion 67–68, 87–90, 121–123
Spezifität (s. Antikörper)
Sporen 75–76, 80–81
Sproßzelle 75–76, 80–82, 104–105
„squamous cells" (s. Plattenepithelzelle)
Stäbchen 71, 74
Staphylococcus
- aureus 71, 74–75, 78
- epidermidis 71, 74–75, 78
Stärkekristalle (s. Kristalle)
Streptokokken
- $\alpha$-hämolysierende 71, 74, 78
- pneumoniae 71, 74, 78
Submukosa (s. Nasenschleimhaut)
„swabbing" (s. Zellsammeltechniken)

Tabakrauch 101
Testsimplet (s. Färbung)
Theorie der gleitenden Filamente 128
„tight junction" 5
Torulopsis glabrata 75, 80
toxische Granulation 49, 101
Tracheotomie 129
Triasterbildung 65
Tryptase (s. auch Mastzellen) 34, 119–120, 124, 147
Tubuli 126–128
Tuft 56, 83, 86
Tumorzelle (s. maligne Entartung)

Übergangsepithel (s. Epithel)
Urticaria pigmentosa 106

Vakuolen
- Kern- (s. Kernveränderungen)
- Zytoplasma- (s. Zytoplasmaveränderungen)
Vakuolisierung 36, 49–52, 84, 87
variable Region (s. Antikörperaufbau, Domäne)
Veillonella 71, 78
Ventilationsstörungen 67, 70
Verdünnung (s. Antikörper)
Vielkernigkeit (s. Kernveränderungen)
Viren 20, 51, 82–83

Virozyten 38, 67
Vitalzytologie 125–139
– Ausrüstung 130
– Auswertung 131–133
– – Kennwert 131
– Fehlersuche 133
– mukoziliarer Transport (s. mukoziliare Clearance)
– Normalbefund 133
– praktische Empfehlungen 139
– Prinzip 130
– typische Befunde 139
– Versuchsablauf 130–131
Vorschriften
– Archivierung 17, 148
– Durchführung von Laboratoriumsuntersuchungen 19, 148
– Hygiene- 19, 148
– Qualitätssicherung zytologischer Untersuchungen 19, 148
– Sicherheit und Entsorgung im Laborbereich 19, 148

Watteträger (s. Zellsammeltechniken)
Widal-Lermoyez-Syndrom (s. Rhinitis, aspirinsensitive)
wissenschaftliche Studien 10, 53, 115
wolkige Schwellung (s. Zytoplasmaveränderungen)
Wurmerkrankungen 90

Zählkammer 130
Zähltechnik 115
Zellabschilferung 53, 83
Zellaktivität 49, 123–124
Zellen
– atypische 65–66
– basaloide 59, 62–63
– epidermoide 62
– Epithelien (s. Epithelzellen)
– Immun- (s. Immunabwehr)
– zytologisch relevante 21–39
Zellkern (s. Kernveränderungen)
Zellsammeltechniken
– Abdruck („replica method") 6
– Absaugen 8
– Bürste („cytobrush") 8–9, 19, 40–41, 48, 53, 109, 123, 130
– Disc-Methode 8
– Kürette („scraping") 8, 19, 42–43, 48, 53, 130
– Lavage 8–9, 44–45, 48, 68
– Schneuzen 2, 10–11, 19, 46–48, 68, 83, 87
– Watteträger („swabbing") 8

Zelltod 58
zellvermittelte Immunabwehr (s. Immunabwehr)
zellvermittelte Typ-IV-Reaktion 87
Zellverteilung (s. Zytologie der Nasenschleimhaut)
Zellzahl
– absolute (s. Zähltechnik)
– Bürstentechnik 40
– Kürettentechnik 42
– Nasenlavage 44
– relative (s. Zähltechnik)
– Schneuzpräparat 46
Zellzählung (s. Zähltechnik)
Zellzyklus (respiratorisches Epithel) 58
Zilien
– Anatomie 126–127
– Anomalien 58
– Axonem 127
– Dyskinesie 58, 99, 103, 139
– – primär (angeboren) 58, 103
– – sekundär (erworben) 58, 103
– Funktion 56, 128–129
– Schädigung 56, 82–84
– Schlag
– – Effektivphase 128
– – gestörter 128–129
– – physiologischer 126, 128–129
– – Rückholphase (Erholungsschlag) 128
– Verlust 22, 56–58, 83–84, 87, 97–98, 101
zilienlose hochprismatische Epithelien 22–23
Ziliogenese 58
Ziliozytophthoria 49, 51–52, 83
Zylinderzellhyperplasie 62, 65, 87
Zytogramm 18
Zytologie der Nasenschleimhaut
– Exfoliativzytologie 2, 4
– Immunzytochemie 107–124
– konventionelle 3-106
– – Normalbefund 40–48
– Vitalzytologie 125–139
– – Normalbefund 133
– Zellsammelverfahren (s. Zellsammeltechniken)
– Zellverteilung
– – ältere Menschen 48
– – Bürstentechnik 40–41, 48
– – Geschlechtsunterschied 48
– – Kinder 48
– – Kürettentechnik 42–43, 48
– – Nasenlavage 44–45, 48
– – Schneuzpräparat 46–48

Zytolyse (s. Zytoplasmaveränderungen)
zytopathischer Effekt 82–83
Zytoplasma
– Fältelung 52
– Veränderungen 49, 51–52, 56, 83–86
Zytozentrifugation 10, 109

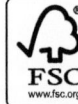

MIX
Papier aus verantwortungsvollen Quellen
Paper from responsible sources
**FSC® C105338**

If you have any concerns about our products,
you can contact us on
**ProductSafety@springernature.com**

In case Publisher is established outside the EU,
the EU authorized representative is:
**Springer Nature Customer Service Center GmbH
Europaplatz 3, 69115 Heidelberg, Germany**

Printed by Libri Plureos GmbH
in Hamburg, Germany